# 肺部肿瘤标准数据集（2023 版）

主　审　白春学

主　编　曾奕明　李　强　王向东

U0345212

上海科学技术出版社

**图书在版编目（ＣＩＰ）数据**

肺部肿瘤标准数据集：2023版 / 曾奕明，李强，王
向东主编. -- 上海 ：上海科学技术出版社，2023.8
ISBN 978-7-5478-6262-9

Ⅰ．①肺… Ⅱ．①曾… ②李… ③王… Ⅲ．①肺肿瘤
－标准－数据集 Ⅳ．①R734.2-65

中国国家版本馆CIP数据核字(2023)第134872号

------------------------------------------------------------

**肺部肿瘤标准数据集（2023 版）**

主编　曾奕明　李　强　王向东

上海世纪出版(集团)有限公司
上 海 科 学 技 术 出 版 社　出版、发行
(上海市闵行区号景路 159 弄 A 座 9F - 10F)
邮政编码 201101　　www.sstp.cn
上海颛辉印刷厂有限公司印刷
开本787×1092　1/16　印张 4.75
字数 40 千字
2023 年 8 月第 1 版　2023 年 8 月第 1 次印刷
ISBN 978 - 7 - 5478 - 6262 - 9/R · 2803
定价：58.00 元

# 内 容 提 要

本书参考了国内外最新肺部肿瘤诊疗指南，以临床数据交换标准协会（CDISC）数据标准为基础，对在肺部肿瘤临床诊断、治疗、随访等医疗活动过程中所产生的文本、数值等原始医疗资料通过结构化、归一、映射、逻辑计算等处理，形成由模块名、序号、子模块、数据元、值域、数据类型和数据加工类型等构成的数据集。结合临床实践和临床研究的实际需求，建立了肺部肿瘤真实世界研究领域统一、规范的数据元标准，纳入包括人口学信息、就诊信息、既往史、个人史、家族史、诊疗史、现病史、体格检查、诊断评估、实验室检查、影像学检查、病理与分子检测、手术治疗、药物治疗、呼吸介入治疗、放射治疗、随访信息等 17 个数据模块。其中支气管镜和介入治疗是本书的一大特色模块，对临床诊疗更具参考价值。

本书可供肺部肿瘤领域各级别医疗机构的管理人员、科研人员和临床医师阅读参考。

# 编　委　会

# 序　言

肺癌是全球发病率和死亡率较高的恶性肿瘤之一。近年来我国肺部恶性肿瘤的发病率呈明显上升趋势,国内外一直致力于通过筛查来实现肺部恶性肿瘤的早诊早治,以期降低其死亡率。肺部恶性肿瘤严重影响患者的生活质量,造成巨大的社会和家庭负担。建立标准化数据库是肺部肿瘤防治体系中重要的基础性工程,对提升临床研究水平、加快临床科研成果转化、提高肺部肿瘤疗效,具有重大的意义。

肺部肿瘤相关的流行病学、危险因素、诊疗措施、预防干预等方面的研究都离不开宝贵的卫生健康与临床医疗数据的支持,规范化的数据采集和关联对于推进肺部肿瘤疾病相关的基础及临床研究至关重要,但是数据的标准化问题值得关注。随着信息技术的高速发展,医疗大数据和人工智能已在许多疾病的诊断和治疗中发挥重要作用,帮助临床医师总结经验,提升疾病的诊治水平,达到精准治疗目的,进而实现赋能临床、科研和教学等多个环节。但目前全国医院信息化建设标准与规范尚不统一,不同医院,不同承建厂商信息系统的数据结构和标准存在差异,数据交互、整合和共享存在困难,导致信息"孤岛"现象严重。另外,由于缺乏数据整合、转化的平台,临床资源缺乏规范化管理,无法进行深层次研究分析,导致对疾病的风险评估与临床诊断的认识不足,进一步影响疾病的干预与临床研究成果的转化。

标准化的肺部肿瘤数据集是肺癌等肺部恶性肿瘤研究的重要信息资源,是系统推进标准化工作流程的重要环节,也是顺应我国当前医疗形势和发展的内在要求,能不断促进肺部肿瘤精准医学研究的发展、推进临床诊疗技术智能化的过程。因此,构建肺部肿瘤标准化数据库具有重要的现实意义。通过构建《肺部肿瘤标准数据集》对肺部肿瘤疾病相关的数据收集、整合和管理,打破数据壁垒,形成长期、连续、动态、多源、大规模的专病数据积累,将促进肺部肿瘤相关疾病的基础研究与临床研究,也对呼吸系统疾病信息资源的合理利用起到积极推动作用。

　　《肺部肿瘤标准数据集》的发布,将有效促进肺部肿瘤疾病的质量控制和临床数据资源的整合与利用,助力我国肺部肿瘤疾病的数据层面规范管理,促进丰富的临床病例资源向宝贵的医学研究资源转化,对我国肺部肿瘤疾病的标准化、规范化、同质化发展有着重要的意义。

李强

2023 年 5 月

# 前　言

肺癌是最常见、致死率较高的癌症之一。根据国际癌症研究机构 2020 年的数据统计,肺癌是全球癌症新发病例位居第二的癌种,约有 220 万新发病例;同时,肺癌是癌症死亡的首要原因,每年约有 180 万死亡病例。在我国,肺癌是男性发病率最高的癌种,也是癌症首位死因。根据国家癌症中心的数据估计,2022 年中国将约有 87 万肺癌新发病例,同时约有 77 万的死亡病例。

近年来,随着肺癌的诊断和治疗快速发展,以及早发现、早诊断、早治疗的不断普及,我国肺癌的 5 年生存率也从 16.1% 提高到 19.7%,但与国际先进水平相比,我国在肺部肿瘤的防治水平方面仍有较大的差距。因此,紧跟肺部肿瘤防治学术技术前沿,进一步规范诊疗,不断推动肺部肿瘤的临床与基础研究,任重道远。

肺部肿瘤专病数据库是临床诊疗、科学研究、医学教育重要的资源平台,而肺部肿瘤标准数据集则是建设肺部肿瘤专病数据库的重要工具。

《肺部肿瘤标准数据集》参考国内外最新肺部肿瘤诊疗指南,结合临床实践和临床研究的实际需求,以临床数据交换标准协会(CDISC)数据标准为基础,对在肺部肿瘤临床诊断、治疗、随访等医疗活动过程中所产生的文本、数值等原始医疗资料,通过结构化、归一、映射、逻辑计算等处理,形成由模块名、序号、子模块、数据元、值域、数据类型和数据加工类型等构成的数据集。

随着导航、内镜超声、隧道活检等介入诊断技术,以及消融、冷冻、激光、光动力等介入治疗技术应用于临床,以经内镜介入、经皮介入、经血管介入为主要途径的一系列呼吸介入诊治技术在中晚期肺癌甚至在不可手术的早期肺癌的分子诊断与精准治疗中,发挥越来越重要的作用,切实提高了中晚期肺癌患者的生活质量、延长了生存期。

呼吸介入诊治技术已成为肺部肿瘤诊疗体系的重要组成部分,本数据集结合编撰专家在介入呼吸病学领域的丰富经验,将呼吸介入诊治相关的临床原始数据及资料作为特别关注的模块录入本数据集,最终形成《肺部肿瘤标准数据集》,该模块是本数据集最主要的特点。

本数据集主要包括：人口学信息、就诊信息、五项病史、手术、病理与分子检测、介入治疗、随访信息等 17 个模块、700 多个数据单元，数据集完整、准确。本书的读者对象主要为各级别医疗机构的管理人员、临床医师、科研人员。本数据集旨在指导临床医疗机构肺癌专病大数据平台的建设，基于数据统一以优化诊疗规范，并促进临床研究和转化，使不同区域的患者享受到均质化的医疗服务。

临床学术与技术的发展日新月异，专病数据集及专病数据库的建设也必须与时俱进，不断地在临床实践中加以维护、更新和升级，只有这样才能保证其为临床、教学、研究提供准确、优质、高效的数据服务。

由于专病数据集及专病数据库的建设仍需在实践中不断完善和发展，同时也由于笔者经验尚有不足，本数据集可能存在不完善之处，我们愿虚心接受同行的批评和指正。

本数据集的编撰得到了统计学、影像学、介入呼吸病学、分子诊治等相关领域专家的大力支持。在此，我们对所有参与编写的临床医学和相关领域专家的辛勤付出表示衷心感谢！

曾奕明

2023 年 6 月

# 目　录

# 一

# 数 据 集 说 明

  本数据集参考国内外最新肺部肿瘤诊疗指南,结合临床研究的实际需求,以临床数据交换标准协会(CDISC)数据标准为基础,由福建医科大学附属第二医院、福建省呼吸医学中心专家共建而成。数据集由模块名、序号、子模块、数据元、值域、数据类型和数据加工类型(数据提取方式)等构成,总共包括 17 个数据模块、703 个数据元。

  **模块名**:用于区别数据元的一级分类,由一个或多个词构成。

  **子模块**:子模块从属于模块名,同一个模块名下可有多个并列的子模块,由一个或多个词构成。

  **参考标准**:主要参考美国卫生信息传输标准(Health Level 7,HL7)、临床试验数据采集标准(CDASHIG v2.2 2021.9.28)及中华人民共和国卫生行业标准等。

  **数据元**:每个模块下所包含详细的字段,如"人口学信息"数据模块包含姓名、性别、出生日期、国籍等多个字段。

  **值域**:参考指南和文献,兼顾本领域专家认可的实用性,列举出字段中可能出现的内容。

  **数据类型**:用于标识数据元的数据库存储方式。

  **数据加工类型**:根据数据来源及数据加工处理方式,数据加工类型可分为:① 直接映射存储规范的数据,如:医嘱与检验数据。② 需要将来源不同的数据或多份病历进行数据计算与逻辑判断,如:术后住院天数通过计算手术时间与出院时间得出。③ 需要通过结构化和归一算法,将自然语言处理成可进行统计分析的标准字段与阈值。

  **数据集更新机制**:本数据集拟根据疾病诊疗指南标准和实际临床、科研需求定期进行更新,包括版本、修订内容、修订原因和修订时间。

  **数据集模板使用权限(著作权)**:著作权及相关商标归福建省呼吸医学中心所有,使用本模板须经过著作权所有方同意,违者必究。

  **数据集模块**:

**人口学信息**
- 姓名
- 性别
- 出生日期
- 国籍
- ……

**就诊信息**
- 就诊方式
- 健康卡号
- 病案号
- 入院日期
- ……

**既往史**
- 肺部疾病史
- 肿瘤患病史
- 其他疾病史
- ……

**个人史**
- 吸烟史
- 饮酒史
- 过敏史
- 接触史

**家族史**
- 肿瘤家族史
- 亲属关系
- 肿瘤名称
- 亲属是否健在
- ……

**诊疗史**
- 就诊时间
- 就诊机构
- 治疗情况
- 治疗方案
- ……

**现病史**
- 有无症状
- 肺部症状
- 肺外症状
- ……

**体格检查**
- 体温
- 呼吸频率
- 脉搏
- 血压
- ……

**诊断评估**
- 临床诊断
- 主诊断名称
- 主诊断时间
- ICD编码
- ……

**实验室检查**
- 肿瘤标志物
- 血常规
- 生化检查
- 凝血功能
- ……

**影像学检查**
- 胸部CT检查
- PET-CT检查
- 骨扫描
- 磁共振检查
- ……

**病理与分子检测**
- 术中冰冻病理
- 病理检查
- 免疫组化
- 基因检测
- ……

**手术治疗**
- 手术信息
- 麻醉相关信息
- 术后并发症
- ……

**药物治疗**
- 化疗药物
- 靶向药物
- 抗血管生成药物
- 免疫药物
- ……

**呼吸介入治疗**
- 支气管镜治疗
- 血管介入治疗
- 经皮肺穿术
- 经皮消融术
- ……

**放射治疗**
- 粒子治疗
- 放射治疗

**随访信息**
- 随访日期
- 随访次数
- 随访评价
- 随访计划
- ……

# 肺部肿瘤标准数据集

## 1. 人口学信息

| 模 块 名 | 内　　容 | 参 考 标 准 |
|---|---|---|
| 人口学信息 | 姓名、性别、出生日期、年龄、国籍、民族、证件类型、证件号码、婚姻状况、文化程度、职业类型、工作单位、ABO 血型、RH 血型、出生地、籍贯、现住址、本人电话、联系人姓名、联系人与患者关系、联系人电话、其他联系方式 | ① 中华人民共和国卫生行业标准 WS 445.10 - 2014 电子病历基本数据集　第 10 部分：住院病案首页。② 中国卫生信息数据元值域代码。③ 临床试验数据采集标准（CDASHIG v2.2 2021.9.28） |

| 序号 | 子模块 | 数据元 | 值　　域 | 数据类型 | 数据加工类型 |
|---|---|---|---|---|---|
| 1.1 | 基本信息 | 姓名 | | 文本 | 映射 |
| 1.2 | 基本信息 | 性别 | 男，女 | 文本 | 映射 |
| 1.3 | 基本信息 | 出生日期 | YYYY - MM - DD | 日期 | 映射 |
| 1.4 | 基本信息 | 年龄（岁） | | 数值 | 逻辑计算 |
| 1.5 | 基本信息 | 国籍 | 中国，其他 | 文本 | 映射 |
| 1.6 | 基本信息 | 民族 | 汉族，其他 | 文本 | 映射 |

| 序号 | 子模块 | 数据元 | 值　　域 | 数据类型 | 数据加工类型 |
|------|--------|--------|----------|----------|--------------|
| 1.7 | 基本信息 | 证件类型 | 身份证,护照 | 文本 | 映射 |
| 1.8 | 基本信息 | 证件号码 | | 文本 | 映射 |
| 1.9 | 基本信息 | 婚姻状况 | 未婚,已婚,离婚,丧偶,不详 | 文本 | 映射 |
| 1.10 | 基本信息 | 文化程度 | 文盲,小学,初中,高中,中专,大专,大学,研究生及以上 | 文本 | 映射 |
| 1.11 | 基本信息 | 职业类型 | 无业人员,退(离)休人员,农民,企业管理人员,自由职业者,国家公务员,专业技术人员,职员,现役军人,工人,学生,个体经营者,其他 | 文本 | 映射 |
| 1.12 | 基本信息 | 工作单位 | | 文本 | 映射 |
| 1.13 | 基本信息 | ABO 血型 | A,B,AB,O,不详 | 文本 | 映射 |
| 1.14 | 基本信息 | RH 血型 | 阴性,阳性,不祥 | 文本 | 映射 |
| 1.15 | 基本信息 | 出生地 | | 文本 | 映射 |
| 1.16 | 基本信息 | 籍贯 | | 文本 | 映射 |
| 1.17 | 基本信息 | 现住址 | | 文本 | 映射 |
| 1.18 | 基本信息 | 本人电话 | | 文本 | 映射 |
| 1.19 | 联系人信息 | 联系人姓名 | | 文本 | 映射 |
| 1.20 | 联系人信息 | 联系人与患者关系 | 父,母,兄弟,姐妹,子女,夫妻,其他 | 文本 | 映射 |
| 1.21 | 联系人信息 | 联系人电话 | | 文本 | 映射 |
| 1.22 | 联系人信息 | 其他联系方式 | | 文本 | 映射 |

## 2. 就诊信息

| 模 块 名 | 内 容 | 参 考 标 准 |
|---|---|---|
| 就诊信息 | 就诊记录、住院信息、门诊信息 | ① 中华人民共和国卫生行业标准 WS 445.10 - 2014 电子病历基本数据集 第10部分：住院病案首页。<br>② 中国卫生信息数据元值域代码 |

| 序号 | 子模块 | 数据元 | 值 域 | 数据类型 | 数据加工类型 |
|---|---|---|---|---|---|
| 2.1 | 就诊记录 | 就诊方式 | 住院,门诊,急诊 | 文本 | 映射 |
| 2.2 | 就诊记录 | 健康卡号 | | 文本 | 映射 |
| 2.3 | 住院信息 | 病案号 | | 文本 | 映射 |
| 2.4 | 住院信息 | 入院日期 | YYYY - MM - DD | 日期 | 映射 |
| 2.5 | 住院信息 | 出院日期 | YYYY - MM - DD | 日期 | 映射 |
| 2.6 | 住院信息 | 总住院天数(天) | | 数值 | 逻辑计算 |
| 2.7 | 住院信息 | 入院科室 | | 文本 | 映射 |
| 2.8 | 住院信息 | 出院科室 | | 文本 | 映射 |
| 2.9 | 住院信息 | 转科时间 | YYYY - MM - DD hh:mm:ss | 日期 | 映射 |
| 2.10 | 住院信息 | 住院次数(次) | | 数值 | 逻辑计算 |
| 2.11 | 住院信息 | 术后住院天数(天) | | 数值 | 逻辑计算 |
| 2.12 | 住院信息 | 是否转入 ICU/RICU | 是,否 | 文本 | 逻辑计算 |

| 序号 | 子模块 | 数据元 | 值  域 | 数据类型 | 数据加工类型 |
|---|---|---|---|---|---|
| 2.13 | 住院信息 | ICU/RICU住院天数(天) | | 数值 | 逻辑计算 |
| 2.14 | 住院信息 | 总费用(元) | | 数值 | 映射 |
| 2.15 | 住院信息 | 自付金额(元) | | 数值 | 映射 |
| 2.16 | 住院信息 | 付费方式 | 无(自费),城镇职工基本医疗保险,城镇居民基本医疗保险,新型农村合作医疗,商业保险,其他 | 文本 | 映射 |
| 2.17 | 住院信息 | 离院方式 | 医嘱离院,医嘱转院,医嘱转社区卫生服务机构或乡镇卫生院,非医嘱离院,死亡,其他 | 文本 | 映射 |
| 2.18 | 住院信息 | 转归情况 | 治愈,好转,未愈,死亡,其他 | 文本 | 映射 |
| 2.19 | 门诊信息 | 门诊号 | | 文本 | 映射 |
| 2.20 | 门诊信息 | 就诊科室 | | 文本 | 映射 |
| 2.21 | 门诊信息 | 就诊日期 | YYYY-MM-DD | 日期 | 映射 |
| 2.22 | 门诊信息 | 就诊医师 | | 文本 | 映射 |

## 3. 既往史

| 模块名 | 内容 | 参考标准 |
|---|---|---|
| 既往史 | 其他肺部疾病、肿瘤患病史、其他疾病史 | ① 中华人民共和国卫生行业标准 WS 445.12 - 2014 电子病历基本数据集 第12部分：入院记录。② 美国卫生信息传输标准(Health Level 7，HL7)。③ 临床试验数据采集标准(CDASHIG v2.2 2021.9.28) |

| 序号 | 子模块 | 数据元 | 值域 | 数据类型 | 数据加工类型 |
|---|---|---|---|---|---|
| 3.1 | 其他肺部疾病史 | 其他肺部疾病 | 无,有,不详 | 文本 | 结构化 |
| 3.2 | 其他肺部疾病史 | 其他肺部疾病 | 慢性阻塞性肺疾病,肺结核,支气管扩张,哮喘,肺间质纤维化,气胸,硅肺,其他 | 文本 | 结构化＋归一 |
| 3.3 | 肿瘤患病史 | 肿瘤患病史 | 无,有,不详 | 文本 | 结构化 |
| 3.4 | 肿瘤患病史 | 肿瘤名称 | | 文本 | 结构化＋归一 |
| 3.5 | 肿瘤患病史 | 诊断日期 | YYYY - MM - DD | 日期 | 结构化 |
| 3.6 | 肿瘤患病史 | 治疗方案 | | 文本 | 结构化＋归一 |
| 3.7 | 其他疾病史 | 其他疾病史 | 无,有,不详 | 文本 | 结构化＋归一 |
| 3.8 | 其他疾病史 | 心血管系统疾病 | | 文本 | 结构化＋归一 |
| 3.9 | 其他疾病史 | 内分泌系统疾病 | | 文本 | 结构化＋归一 |
| 3.10 | 其他疾病史 | 消化系统疾病 | | 文本 | 结构化＋归一 |
| 3.11 | 其他疾病史 | 肾脏疾病 | | 文本 | 结构化＋归一 |

| 序号 | 子模块 | 数　据　元 | 值　　域 | 数据类型 | 数据加工类型 |
|------|--------|-----------|---------|---------|------------|
| 3.12 | 其他疾病史 | 血液系统疾病 | | 文本 | 结构化＋归一 |
| 3.13 | 其他疾病史 | 神经系统疾病 | | 文本 | 结构化＋归一 |
| 3.14 | 其他疾病史 | 免疫系统疾病 | | 文本 | 结构化＋归一 |

## 4. 个人史

| 模块名 | 内 容 | 参 考 标 准 |
|---|---|---|
| 个人史 | 吸烟史、饮酒史、过敏史、输血史、手术史、有害物质接触史 | ① 中华人民共和国卫生行业标准 WS 445.12 - 2014 电子病历基本数据集 第 12 部分：入院记录。② 美国卫生信息传输标准（Health Level 7，HL7）。③ 临床试验数据采集标准（CDASHIG v2.2 2021.9.28） |

| 序号 | 子模块 | 数据元 | 值 域 | 数据类型 | 数据加工类型 |
|---|---|---|---|---|---|
| 4.1 | 吸烟史 | 吸烟状态 | 吸烟,不吸烟,已戒烟,不详 | 文本 | 结构化 |
| 4.2 | 吸烟史 | 每日平均吸烟(包) | | 数值 | 结构化＋逻辑计算 |
| 4.3 | 吸烟史 | 持续吸烟时长(年) | | 数值 | 结构化＋逻辑计算 |
| 4.4 | 吸烟史 | 戒烟时长(年) | | 数值 | 结构化＋逻辑计算 |
| 4.5 | 吸烟史 | 二手烟暴露情况 | 是,生活环境中暴露;是,工作环境中暴露;否;不详 | 文本 | 结构化 |
| 4.6 | 饮酒史 | 饮酒状态 | 饮酒,已戒酒,机会性饮酒,不饮酒,不详 | 文本 | 结构化 |
| 4.7 | 饮酒史 | 每日饮酒量(mL) | | 数值 | 结构化＋逻辑计算 |
| 4.8 | 饮酒史 | 饮酒类型 | 白酒,红酒,啤酒,其他 | 文本 | 结构化 |
| 4.9 | 饮酒史 | 持续饮酒时长(年) | | 数值 | 结构化＋逻辑计算 |
| 4.10 | 饮酒史 | 戒酒时长(年) | | 数值 | 结构化＋逻辑计算 |
| 4.11 | 过敏史 | 是否有过敏史 | 是,否 | 文本 | 结构化 |

| 序号 | 子模块 | 数据元 | 值　域 | 数据类型 | 数据加工类型 |
|---|---|---|---|---|---|
| 4.12 | 过敏史 | 过敏原类型 | | 文本 | 结构化 |
| 4.13 | 过敏史 | 过敏原名称 | | 文本 | 结构化 |
| 4.14 | 输血史 | 是否有输血史 | 是,否 | 文本 | 结构化 |
| 4.15 | 输血史 | 输血日期 | YYYY-MM-DD | 日期 | 结构化 |
| 4.16 | 手术史 | 是否有手术史 | 是,否 | 文本 | 结构化 |
| 4.17 | 手术史 | 手术名称 | | 文本 | 结构化+归一 |
| 4.18 | 手术史 | 手术日期 | YYYY-MM-DD | 日期 | 结构化 |
| 4.19 | 有害物质接触史 | 有害物质接触史 | 无,油漆,石棉,粉尘,烹饪油烟,放射物质(氡等),不详,其他 | 文本 | 结构化 |
| 4.20 | 有害物质接触史 | 接触时长(年) | | 数值 | 结构化+逻辑计算 |
| 4.21 | 有害物质接触史 | 接触类型 | 工作环境,生活环境 | 文本 | 结构化 |

## 5. 家族史

| 模 块 名 | 内 容 | 参 考 标 准 |
|---|---|---|
| 家族史 | 肿瘤家族史 | ① 中华人民共和国卫生行业标准　WS 445.12－2014 电子病历基本数据集　第 12 部分：入院记录。② 美国卫生信息传输标准(Health Level 7，HL7) |

| 序号 | 子模块 | 数 据 元 | 值 域 | 数据类型 | 数据加工类型 |
|---|---|---|---|---|---|
| 5.1 | 肿瘤家族史 | 肿瘤家族史 | 无,有,不详 | 文本 | 结构化 |
| 5.2 | 肿瘤家族史 | 家族肿瘤亲属关系 | 父亲,母亲,祖父母,兄弟姐妹,子女 | 文本 | 结构化 |
| 5.3 | 肿瘤家族史 | 家族肿瘤名称 | 肺癌,其他恶性肿瘤病史 | 文本 | 结构化＋归一 |
| 5.4 | 肿瘤家族史 | 肿瘤家属是否健在 | 是,否 | 文本 | 结构化 |
| 5.5 | 肿瘤家族史 | 死亡归因 | 肿瘤相关死亡,其他原因 | 文本 | 结构化＋归一 |

## 6. 诊疗史

| 模块名 | 内容 | 参考标准 |
|---|---|---|
| 诊疗史 | 是否曾就医治疗、就诊时间、就诊医疗机构、治疗情况、治疗方案 | ① 中华人民共和国卫生行业标准 WS 445.12 - 2014 电子病历基本数据集 第12部分：入院记录。② 临床试验数据采集标准(CDASHIG v2.2 2021.9.28) |

| 序号 | 子模块 | 数据元 | 值域 | 数据类型 | 数据加工类型 |
|---|---|---|---|---|---|
| 6.1 | 诊疗史 | 是否曾就医治疗 | 是,否 | 文本 | 结构化 |
| 6.2 | 诊疗史 | 就诊时间 | YYYY - MM - DD hh:mm:ss | 日期 | 结构化 |
| 6.3 | 诊疗史 | 就诊医疗机构 | | 文本 | 结构化 |
| 6.4 | 诊疗史 | 治疗情况 | 药物对症治疗,化疗、辅助化疗,新辅助化疗,放射治疗,手术治疗,靶向治疗,免疫治疗,其他治疗,不详 | 文本 | 结构化＋归一 |
| 6.5 | 诊疗史 | 治疗方案 | | 文本 | 结构化＋归一 |

## 7. 现病史

| 模 块 名 | 内 容 | 参 考 标 准 |
|---|---|---|
| 现病史 | 有无临床症状、肺部症状、肺外全身症状、TNM 分期、肺癌临床分期、VALG 分期、是否体重改变、体重改变数值，以及手术治疗、化疗、靶向治疗、免疫治疗、抗血管生成治疗、放射治疗、基因检测相关信息 | ① 中华人民共和国卫生行业标准　WS 445.12 - 2014 电子病历基本数据集　第 12 部分：入院记录。② 美国卫生信息传输标准（Health Level 7，HL7）。③ 临床试验数据采集标准（CDASHIG v2.2 2021.9.28） |

| 序号 | 子模块 | 数据元 | 值 域 | 数据类型 | 数据加工类型 |
|---|---|---|---|---|---|
| 7.1 | 现病史 | 有无临床症状 | 有，无（有对应影像学表现），不详 | 文本 | 结构化＋归一 |
| 7.2 | 现病史 | 肺部症状（原发肿瘤及肿瘤局部扩展引起的症状） | 原发肿瘤症状：咳嗽，咳痰，咯血（咳血丝痰），呼吸困难（气喘、喘息等表现），发热，消瘦。局部扩展：胸痛（侵犯胸膜及胸壁），吞咽困难（压迫喉返），呼吸困难（胸腔积液），发绀、视物模糊、头晕、头痛（上腔静脉阻塞综合征）。无，咳嗽，咯血，咯血痰，咳痰，胸痛，发热，声嘶，气促，反复感染，喘息，其他（咳嗽、咳痰、咯血、胸痛、呼吸困难、其他） | 文本 | 结构化＋归一 |
| 7.3 | 现病史 | 肺外全身症状（肿瘤远处转移引起的症状及副癌综合征相关症状） | 无，骨痛，神经系统症状（癫痫、肢体麻木等），黄疸，可扪及淋巴结肿大，吞咽困难，膈肌麻痹、上抬，体重减轻，疲倦、乏力，杵状指，声音嘶哑，上腔静脉综合征，其他。肿瘤远处转移引起的症状：（神经系统）头痛，恶心，呕吐，眩晕，抽搐，意识障碍，精神行为异常，肢体无力，感觉异常，（骨转移）骨痛，（腹部转移）食欲减退，肝区疼痛，腹痛，黄疸。副肿瘤综合征相关症状：内分泌代谢异常，如抗利尿激素分泌异常综合征、异位促肾上腺皮质激综合征、高钙血症、类癌综合征等相关症状；原发性肥大性肺性骨关节病；神经肌病综合征 | 文本 | 结构化＋归一 |

| 序号 | 子模块 | 数据元 | 值 域 | 数据类型 | 数据加工类型 |
|------|--------|--------|-------|----------|--------------|
| 7.4 | 现病史 | TNM 分期 | 是,否 | 文本 | 结构化 |
| 7.5 | 现病史 | 肺癌临床分期 | Ⅰ,ⅠA1,ⅠA2,ⅠA3,ⅠB,Ⅱ,ⅡA,ⅡB,Ⅲ,ⅢA,ⅢB,ⅢC,Ⅳ,ⅣA,ⅣB | 文本 | 结构化+归一 |
| 7.6 | 现病史 | VALG 分期 | 局限期,广泛期 | 文本 | 结构化+归一 |
| 7.7 | 现病史 | 是否体重改变 | 是,否 | 文本 | 结构化 |
| 7.8 | 现病史 | 体重改变数值(kg) | | 数值 | 结构化+逻辑计算 |
| 7.9 | 现病史 | 是否手术 | 是,否 | 文本 | 结构化 |
| 7.10 | 现病史 | 手术名称 | | 文本 | 结构化+归一 |
| 7.11 | 现病史 | 手术日期 | YYYY-MM-DD | 日期 | 结构化 |
| 7.12 | 现病史 | 手术地点 | | 文本 | 结构化 |
| 7.13 | 现病史 | 病理类型 | 肺上皮性肿瘤(腺瘤、前驱腺体病变、腺癌、鳞状细胞前驱性病变、鳞状细胞癌、腺鳞癌、大细胞癌、肉瘤样癌、唾液腺肿瘤、其他上皮肿瘤),肺神经内分泌肿瘤,间叶性肿瘤,异位起源性肿瘤,淋巴造血系统肿瘤 | 文本 | 结构化+归一 |
| 7.14 | 现病史 | 是否化疗 | 是,否 | 文本 | 结构化 |
| 7.15 | 现病史 | 化疗日期 | YYYY-MM-DD | 日期 | 结构化 |
| 7.16 | 现病史 | 化疗周期(周期) | | 数值 | 结构化+逻辑计算 |

| 序号 | 子模块 | 数据元 | 值　域 | 数据类型 | 数据加工类型 |
|---|---|---|---|---|---|
| 7.17 | 现病史 | 化疗药物 | | 文本 | 结构化＋归一 |
| 7.18 | 现病史 | 化疗疗效评价 | 完全缓解 CR,部分缓解 PR,疾病稳定 SD,疾病进展 PD,不适用 NA | 文本 | 结构化 |
| 7.19 | 现病史 | 是否靶向治疗 | 是,否 | 文本 | 结构化 |
| 7.20 | 现病史 | 靶向治疗日期 | YYYY－MM－DD | 日期 | 结构化 |
| 7.21 | 现病史 | 靶向治疗周期(周期) | | 数值 | 结构化＋逻辑计算 |
| 7.22 | 现病史 | 靶向治疗药物 | | 文本 | 结构化＋归一 |
| 7.23 | 现病史 | 靶向治疗疗效评价 | 完全缓解 CR,部分缓解 PR,疾病稳定 SD,疾病进展 PD,不适用 NA | 文本 | 结构化 |
| 7.24 | 现病史 | 是否免疫治疗 | 是,否 | 文本 | 结构化 |
| 7.25 | 现病史 | 免疫治疗日期 | YYYY－MM－DD | 日期 | 结构化 |
| 7.26 | 现病史 | 免疫治疗周期(周期) | | 数值 | 结构化＋逻辑计算 |
| 7.27 | 现病史 | 免疫治疗药物 | | 文本 | 结构化＋归一 |
| 7.28 | 现病史 | 免疫治疗疗效评价 | iCR,iPR,iSD,iPD(iUPD,iCPD),NA | 文本 | 结构化 |
| 7.29 | 现病史 | 是否抗血管治疗 | 是,否 | 文本 | 结构化 |
| 7.30 | 现病史 | 抗血管治疗日期 | YYYY－MM－DD | 日期 | 结构化 |

二　肺部肿瘤标准数据集

| 序号 | 子模块 | 数据元 | 值　　域 | 数据类型 | 数据加工类型 |
|------|--------|--------|----------|----------|--------------|
| 7.31 | 现病史 | 抗血管治疗周期(周期) | | 数值 | 结构化＋逻辑计算 |
| 7.32 | 现病史 | 抗血管治疗药物 | | 文本 | 结构化＋归一 |
| 7.33 | 现病史 | 抗血管治疗疗效评价 | 完全缓解 CR,部分缓解 PR,疾病稳定 SD,疾病进展 PD,不适用 NA | 文本 | 结构化 |
| 7.34 | 现病史 | 是否放射治疗 | 是,否 | 文本 | 结构化 |
| 7.35 | 现病史 | 放射治疗日期 | YYYY－MM－DD | 日期 | 结构化 |
| 7.36 | 现病史 | 放射治疗目的 | 根治,姑息,辅助,预防 | 文本 | 结构化＋归一 |
| 7.37 | 现病史 | 放射治疗方法 | TOMO, 3DCRT, 2DCRT, VMAT, SBRT, IMRT, IGRT, DCRT,IMRT＋IGRT,VMAT＋IGRT | 文本 | 结构化＋归一 |
| 7.38 | 现病史 | 放射治疗总剂量(Gy) | | 数值 | 结构化＋逻辑计算 |
| 7.39 | 现病史 | 是否基因检测 | 是,否 | 文本 | 结构化 |
| 7.40 | 现病史 | 基因检测日期 | YYYY－MM－DD | 日期 | 结构化 |
| 7.41 | 现病史 | 基因检测结果 | | 文本 | 结构化 |

## 8. 体格检查

| 模 块 名 | 内 容 | 参 考 标 准 |
|---|---|---|
| 体格检查 | 体温、呼吸频率、脉搏、血压、身高、体重、身体质量指数、体表面积、专科查体信息 | ① 中华人民共和国卫生行业标准　WS 445.12 - 2014 电子病历基本数据集　第12部分：入院记录。② 中华人民共和国卫生行业标准　WS/T 500.17 - 2016 电子病历共享文档规范　第20部分：生命体征测量记录。③ 美国卫生信息传输标准（Health Level 7，HL7）。④ 临床试验数据采集标准（CDASHIG v2.2 2021.9.28） |

| 序号 | 子模块 | 数据元 | 值 域 | 数据类型 | 数据加工类型 |
|---|---|---|---|---|---|
| 8.1 | 体格检查 | 体温（℃） | | 数值 | 结构化/映射 |
| 8.2 | 体格检查 | 呼吸频率（次/分） | | 数值 | 结构化/映射 |
| 8.3 | 体格检查 | 脉搏（次/分） | | 数值 | 结构化/映射 |
| 8.4 | 体格检查 | 收缩压（mmHg） | | 数值 | 结构化/映射 |
| 8.5 | 体格检查 | 舒张压（mmHg） | | 数值 | 结构化/映射 |
| 8.6 | 体格检查 | 体重（kg） | | 数值 | 映射 |
| 8.7 | 体格检查 | 身高（cm） | | 数值 | 映射 |
| 8.8 | 体格检查 | 身体质量指数 BMI（kg/m$^2$） | | 数值 | 逻辑计算 |
| 8.9 | 体格检查 | 体表面积（m$^2$） | | 数值 | 逻辑计算 |
| 8.10 | 体格检查 | 皮肤黏膜 | 正常,异常 | 文本 | 结构化＋归一 |

| 序号 | 子模块 | 数据元 | 值　　域 | 数据类型 | 数据加工类型 |
|---|---|---|---|---|---|
| 8.11 | 体格检查 | 淋巴结 | 未触及,触及,不明 | 文本 | 结构化＋归一 |
| 8.12 | 体格检查 | 淋巴结肿大部位 | | 文本 | 结构化 |
| 8.13 | 体格检查 | 胸廓畸形 | 有,无 | 文本 | 结构化＋归一 |
| 8.14 | 体格检查 | 呼吸动度 | 对称,不对称 | 文本 | 结构化＋归一 |
| 8.15 | 体格检查 | 呼吸音 | 清晰,增粗,减弱,消失 | 文本 | 结构化＋归一 |
| 8.16 | 体格检查 | 胸膜摩擦音 | 未闻及,闻及 | 文本 | 结构化＋归一 |
| 8.17 | 体格检查 | 肺部叩诊音 | 清音,浊音 | 文本 | 结构化＋归一 |
| 8.18 | 体格检查 | 肺部干啰音 | 未闻及,闻及 | 文本 | 结构化＋归一 |
| 8.19 | 体格检查 | 肺部湿啰音 | 未闻及,闻及 | 文本 | 结构化＋归一 |

## 9. 诊断评估

| 模 块 名 | 内 容 | 参 考 标 准 |
|---|---|---|
| 诊断评估 | 临床诊断、临床评估、KPS评估、ECOG评估、VTE评估、NRS评估、护理评估 | ① 中华人民共和国卫生行业标准　WS 445.8 - 2014 电子病历基本数据集　第8部分：护理评估与计划。② 疾病和有关健康问题的国际统计分类(第10次修订本,ICD - 10) |

| 序号 | 子模块 | 数据元 | 值 域 | 数据类型 | 数据加工类型 |
|---|---|---|---|---|---|
| 9.1 | 临床诊断 | 临床诊断 | 入院诊断,门诊诊断,出院诊断 | 文本 | 映射 |
| 9.2 | 临床诊断 | 主诊断名称 | | 文本 | 映射 |
| 9.3 | 临床诊断 | 主临床诊断ICD编码 | | 文本 | 映射 |
| 9.4 | 临床诊断 | 主诊断时间 | YYYY - MM - DD hh:mm:ss | 日期 | 映射 |
| 9.5 | 临床诊断 | 其他诊断名称 | | 文本 | 映射 |
| 9.6 | 临床诊断 | 其他临床诊断ICD编码 | | 文本 | 映射 |
| 9.7 | 临床诊断 | 其他诊断时间 | YYYY - MM - DD hh:mm:ss | 日期 | 映射 |
| 9.8 | 临床评估 | TNM分期评估类型 | 临床C,病理P,手术S,再分期Y,复发R,尸检A | 文本 | 结构化 |
| 9.9 | 临床评估 | T分期 | Tx,T0,Tis,T1,T1a,T1b,T1c,T2,T2a,T2b,T3,T4 | 文本 | 结构化 |
| 9.10 | 临床评估 | N分期 | Nx,N0,N1,N2,N3 | 文本 | 结构化 |

| 序号 | 子模块 | 数据元 | 值　　域 | 数据类型 | 数据加工类型 |
|---|---|---|---|---|---|
| 9.11 | 临床评估 | M 分期 | Mx,M0,M1,M1a,M1b,M1c | 文本 | 结构化 |
| 9.12 | 临床评估 | 肺癌临床分期 | Ⅰ,ⅠA,ⅠA1,ⅠA2,ⅠA3,ⅠB,Ⅱ,ⅡA,ⅡB,Ⅲ,ⅢA,ⅢB,ⅢC,Ⅳ,ⅣA,ⅣB,ⅣC | 文本 | 结构化 |
| 9.13 | 临床评估 | 是否为小细胞肺癌 | 局限期,广泛期,否 | 文本 | 结构化＋归一 |
| 9.14 | KPS 评估 | KPS 评分 | 100,90,80,70,60,50,40,30,20,10,0,未知 | 文本 | 映射 |
| 9.15 | KPS 评估 | KPS 评分时间 | YYYY－MM－DD hh:mm:ss | 日期 | 映射 |
| 9.16 | ECOG 评估 | ECOG 评分 | 0,1,2,3,4,5,未知 | 文本 | 映射 |
| 9.17 | ECOG 评估 | ECOG 评估时间 | YYYY－MM－DD hh:mm:ss | 日期 | 映射 |
| 9.18 | VTE 评估 | VTE 风险评估 | | 文本 | 映射 |
| 9.19 | VTE 评估 | VTE 评分 | | 文本 | 映射 |
| 9.20 | VTE 评估 | VTE 等级 | | 文本 | 映射 |
| 9.21 | VTE 评估 | VTE 评估时间 | YYYY－MM－DD hh:mm:ss | 日期 | 映射 |
| 9.22 | NRS 评估 | NRS 评分 | 无痛 0 分,轻度 1～3 分,中度 4～6 分,重度 7～10 分 | 文本 | 映射 |
| 9.23 | NRS 评估 | NRS 评估时间 | YYYY－MM－DD | 日期 | 映射 |
| 9.24 | NRS 评估 | NRS2002 疾病评分 | | 文本 | 映射 |
| 9.25 | NRS 评估 | NRS2002 营养评分 | | 文本 | 映射 |
| 9.26 | NRS 评估 | NRS2002 年龄评分 | | 文本 | 映射 |

| 序号 | 子模块 | 数据元 | 值　域 | 数据类型 | 数据加工类型 |
|---|---|---|---|---|---|
| 9.27 | NRS评估 | NRS2002营养评估时间 | YYYY - MM - DD hh:mm:ss | 日期 | 映射 |
| 9.28 | 护理评估 | 情绪 | 稳定,焦虑,恐惧,淡漠,激动 | 文本 | 映射 |
| 9.29 | 护理评估 | 睡眠质量 | 正常,失眠,服镇静剂 | 文本 | 映射 |
| 9.30 | 护理评估 | 血栓风险 | 高危风险,中危风险,低危风险 | 文本 | 映射 |
| 9.31 | 护理评估 | 压疮风险 |  | 文本 | 映射 |
| 9.32 | 护理评估 | 跌倒风险 |  | 文本 | 映射 |
| 9.33 | 护理评估 | 护理评估时间 | YYYY - MM - DD hh:mm:ss | 日期 | 映射 |

二　肺部肿瘤标准数据集

## 10. 实验室检查

| 模 块 名 | 内 容 | 参 考 标 准 |
|---|---|---|
| 实验室检查 | 肺部肿瘤标志物、血常规、生化检查、凝血功能、甲状腺功能、尿常规、促肾上腺皮质激素、血清皮质醇等相关检验 | ① 观测指标标识符逻辑命名与编码系统［Logical Observation Identifiers Names and Codes, LOINC (R)］。② 中华人民共和国卫生行业标准 WS 445.4–2014 电子病历基本数据集 第 4 部分：检查检验记录 |

| 序号 | 子模块 | 数 据 元 | 值 域 | 数据类型 | 数据加工类型 |
|---|---|---|---|---|---|
| 10.1 | 肺部肿瘤标志物 | 检查时间 | YYYY – MM – DD hh:mm:ss | 日期 | 映射 |
| 10.2 | 肺部肿瘤标志物 | 癌胚抗原 CEA($\mu$g/L) | | 数值 | 映射 |
| 10.3 | 肺部肿瘤标志物 | 细胞角蛋白 19 片段 Cyfra21 – 1($\mu$g/L) | | 数值 | 映射 |
| 10.4 | 肺部肿瘤标志物 | 神经元特异性烯醇化酶 NSE($\mu$g/L) | | 数值 | 映射 |
| 10.5 | 肺部肿瘤标志物 | 鳞状细胞癌相关抗原 SCCA($\mu$g/L) | | 数值 | 映射 |
| 10.6 | 肺部肿瘤标志物 | 胃泌素释放肽前体 ProGRP(ng/L) | | 数值 | 映射 |
| 10.7 | 血常规 | 检查时间 | YYYY – MM – DD hh:mm:ss | 日期 | 映射 |
| 10.8 | 血常规 | 白细胞计数 WBC($10^9$/L) | | 数值 | 映射 |
| 10.9 | 血常规 | 未成熟中性粒细胞百分率 IG%(%) | | 数值 | 映射 |
| 10.10 | 血常规 | 中性粒细胞百分率 NE%(%) | | 数值 | 映射 |
| 10.11 | 血常规 | 淋巴细胞百分率 LY%(%) | | 数值 | 映射 |
| 10.12 | 血常规 | 单核细胞百分率 MO%(%) | | 数值 | 映射 |
| 10.13 | 血常规 | 嗜酸性粒细胞百分率 EO%(%) | | 数值 | 映射 |

| 序号 | 子模块 | 数　据　元 | 值　　域 | 数据类型 | 数据加工类型 |
|---|---|---|---|---|---|
| 10.14 | 血常规 | 嗜碱性粒细胞百分率 BA%(%) | | 数值 | 映射 |
| 10.15 | 血常规 | 未成熟中性粒细胞计数 IG($10^9$/L) | | 数值 | 映射 |
| 10.16 | 血常规 | 中性粒细胞计数 NE($10^9$/L) | | 数值 | 映射 |
| 10.17 | 血常规 | 淋巴细胞计数 LY($10^9$/L) | | 数值 | 映射 |
| 10.18 | 血常规 | 单核细胞计数 MO($10^9$/L) | | 数值 | 映射 |
| 10.19 | 血常规 | 嗜酸性粒细胞计数 EO($10^9$/L) | | 数值 | 映射 |
| 10.20 | 血常规 | 嗜碱性粒细胞计数 BA($10^9$/L) | | 数值 | 映射 |
| 10.21 | 血常规 | 红细胞计数 RBC($10^{12}$/L) | | 数值 | 映射 |
| 10.22 | 血常规 | 血红蛋白 HGB(g/L) | | 数值 | 映射 |
| 10.23 | 血常规 | 红细胞比积测定 HCT(L/L) | | 数值 | 映射 |
| 10.24 | 血常规 | 平均红细胞体积 MCV(fL) | | 数值 | 映射 |
| 10.25 | 血常规 | 平均血红蛋白量 MCH(pg) | | 数值 | 映射 |
| 10.26 | 血常规 | 平均血红蛋白浓度 MCHC(g/L) | | 数值 | 映射 |
| 10.27 | 血常规 | 红细胞分布宽度-CV RDW-CV | | 数值 | 映射 |
| 10.28 | 血常规 | 红细胞分布宽度-SD RDW-SD(fL) | | 数值 | 映射 |
| 10.29 | 血常规 | 血小板计数 PLT($10^9$/L) | | 数值 | 映射 |
| 10.30 | 血常规 | 平均血小板体积 MPV(fL) | | 数值 | 映射 |

二　肺部肿瘤标准数据集

| 序号 | 子模块 | 数 据 元 | 值 域 | 数据类型 | 数据加工类型 |
|---|---|---|---|---|---|
| 10.31 | 血常规 | 血小板压积 PCT(％) | | 数值 | 映射 |
| 10.32 | 血常规 | 大型血小板比率 P－LCR(％) | | 数值 | 映射 |
| 10.33 | 血常规 | 血小板分布宽度 PDW | | 数值 | 映射 |
| 10.34 | 血常规 | 有核红细胞数 NRBC($10^9$/L) | | 数值 | 映射 |
| 10.35 | 血常规 | 有核红细胞百分率 NRBC％(％) | | 数值 | 映射 |
| 10.36 | 生化检查 | 生化检查时间 | YYYY－MM－DD hh:mm:ss | 日期 | 映射 |
| 10.37 | 生化检查 | 总蛋白 TP(g/L) | | 数值 | 映射 |
| 10.38 | 生化检查 | 白蛋白 ALB(g/L) | | 数值 | 映射 |
| 10.39 | 生化检查 | 球蛋白 GLB(g/L) | | 数值 | 映射 |
| 10.40 | 生化检查 | 白球比例 A/G | | 数值 | 映射 |
| 10.41 | 生化检查 | 总胆红素 TBIL($\mu$mol/L) | | 数值 | 映射 |
| 10.42 | 生化检查 | 直接胆红素 DBIL($\mu$mol/L) | | 数值 | 映射 |
| 10.43 | 生化检查 | 间接胆红素 IBL($\mu$mol/L) | | 数值 | 映射 |
| 10.44 | 生化检查 | 谷丙转氨酶 ALT(U/L) | | 数值 | 映射 |
| 10.45 | 生化检查 | 谷草转氨酶 AST(U/L) | | 数值 | 映射 |
| 10.46 | 生化检查 | 谷草转氨酶/谷丙转氨酶 AST/ALT | | 数值 | 映射 |
| 10.47 | 生化检查 | 碱性磷酸酶 ALP(U/L) | | 数值 | 映射 |

| 序号 | 子模块 | 数据元 | 值域 | 数据类型 | 数据加工类型 |
|---|---|---|---|---|---|
| 10.48 | 生化检查 | γ谷氨酰转肽酶 GGT(U/L) | | 数值 | 映射 |
| 10.49 | 生化检查 | 总胆固醇 CHO(mmol/L) | | 数值 | 映射 |
| 10.50 | 生化检查 | 甘油三酯 TG(mmol/L) | | 数值 | 映射 |
| 10.51 | 生化检查 | 高密度脂蛋白 HDL－C(mmol/L) | | 数值 | 映射 |
| 10.52 | 生化检查 | 低密度脂蛋白 LDL－C(mmol/L) | | 数值 | 映射 |
| 10.53 | 生化检查 | 载脂蛋白 AⅠ Apo－AⅠ(g/L) | | 数值 | 映射 |
| 10.54 | 生化检查 | 载脂蛋白 B Apo－B(g/L) | | 数值 | 映射 |
| 10.55 | 生化检查 | 载脂蛋白 B：载脂蛋白 AⅠ APB：APA | | 数值 | 映射 |
| 10.56 | 生化检查 | 尿素氮 BUN(mmol/L) | | 数值 | 映射 |
| 10.57 | 生化检查 | 肌酐 CREA(mmol/L) | | 数值 | 映射 |
| 10.58 | 生化检查 | 尿素氮/肌酐 BUN/CREA | | 数值 | 映射 |
| 10.59 | 生化检查 | 尿酸 UA(mmol/L) | | 数值 | 映射 |
| 10.60 | 生化检查 | 葡萄糖 GLU(mmol/L) | | 数值 | 映射 |
| 10.61 | 生化检查 | 乳酸脱氢酶 LDH(U/L) | | 数值 | 映射 |
| 10.62 | 生化检查 | 肌酸激酶 CK(U/L) | | 数值 | 映射 |
| 10.63 | 生化检查 | 肌酸激酶同工酶 CK－MB(U/L) | | 数值 | 映射 |
| 10.64 | 生化检查 | 钾 K(mmol/L) | | 数值 | 映射 |

二　肺部肿瘤标准数据集

| 序号 | 子模块 | 数据元 | 值域 | 数据类型 | 数据加工类型 |
|---|---|---|---|---|---|
| 10.65 | 生化检查 | 钠 Na(mmol/L) | | 数值 | 映射 |
| 10.66 | 生化检查 | 氯 Cl(mmol/L) | | 数值 | 映射 |
| 10.67 | 生化检查 | 钙 Ca(mmol/L) | | 数值 | 映射 |
| 10.68 | 生化检查 | 镁 Mg(mmol/L) | | 数值 | 映射 |
| 10.69 | 生化检查 | 二氧化碳 $CO_2$(mmol/L) | | 数值 | 映射 |
| 10.70 | 生化检查 | 无机磷 P(mmol/L) | | 数值 | 映射 |
| 10.71 | 生化检查 | 渗透压 OSM(mOsm/L) | | 数值 | 映射 |
| 10.72 | 生化检查 | 阴离子间隙 AG(mmol/L) | | 数值 | 映射 |
| 10.73 | 凝血功能 | 凝血功能检查时间 | YYYY－MM－DD hh:mm:ss | 日期 | 映射 |
| 10.74 | 凝血功能 | 血浆凝血酶原活动度 PTA(%) | | 数值 | 映射 |
| 10.75 | 凝血功能 | 国际标准化比率 PT－INR | | 数值 | 映射 |
| 10.76 | 凝血功能 | 凝血酶原时间参考值 PTR－Ref.T(s) | | 数值 | 映射 |
| 10.77 | 凝血功能 | 凝血酶原时间 PT(s) | | 数值 | 映射 |
| 10.78 | 凝血功能 | 活化部分凝血活酶时间 APTT(s) | | 数值 | 映射 |
| 10.79 | 凝血功能 | 部分凝血活酶时间比率 APTT－Ratio | | 数值 | 映射 |
| 10.80 | 凝血功能 | APTT 参考值 APTT－Ref(s) | | 数值 | 映射 |
| 10.81 | 凝血功能 | 血浆纤维蛋白原 Fib(g/L) | | 数值 | 映射 |

| 序号 | 子模块 | 数据元 | 值　域 | 数据类型 | 数据加工类型 |
|------|--------|--------|--------|----------|--------------|
| 10.82 | 凝血功能 | 凝血酶时间 TT(s) | | 数值 | 映射 |
| 10.83 | 凝血功能 | 凝血酶时间比率 TT‐Ratio | | 数值 | 映射 |
| 10.84 | 凝血功能 | TT 参考值 TT‐Ref(s) | | 数值 | 映射 |
| 10.85 | 凝血功能 | 血浆 D‐二聚体(mg/L) | | 数值 | 映射 |
| 10.86 | 甲状腺功能 | 检测时间 | YYYY‐MM‐DD hh:mm:ss | 日期 | 映射 |
| 10.87 | 甲状腺功能 | 游离三碘甲状腺原氨酸 FT3(pmol/L) | | 数值 | 映射 |
| 10.88 | 甲状腺功能 | 游离甲状腺素 FT4(pmol/L) | | 数值 | 映射 |
| 10.89 | 甲状腺功能 | 促甲状腺激素 TSH(mIU/L) | | 数值 | 映射 |
| 10.90 | 甲状腺功能 | 抗甲状腺球蛋白抗体 Anti‐Tg($10^3$ IU/L) | | 数值 | 映射 |
| 10.91 | 甲状腺功能 | 抗甲状腺过氧化物酶抗体 Anti‐TPO($10^3$ IU/L) | | 数值 | 映射 |
| 10.92 | 甲状腺功能 | 抗促甲状腺激素受体抗体 A‐TSHR(IU/L) | | 数值 | 映射 |
| 10.93 | 尿常规 | 尿常规检测时间 | YYYY‐MM‐DD hh:mm:ss | 日期 | 映射 |
| 10.94 | 尿常规 | 隐血 BLD | | 文本 | 映射 |
| 10.95 | 尿常规 | 胆红素 BIL | | 文本 | 映射 |
| 10.96 | 尿常规 | 尿胆原 URO | | 文本 | 映射 |
| 10.97 | 尿常规 | 酮体 KET | | 文本 | 映射 |
| 10.98 | 尿常规 | 蛋白质 PRO | | 文本 | 映射 |

二　肺部肿瘤标准数据集

| 序号 | 子模块 | 数据元 | 值　域 | 数据类型 | 数据加工类型 |
|---|---|---|---|---|---|
| 10.99 | 尿常规 | 亚硝酸盐 NIT | | 文本 | 映射 |
| 10.100 | 尿常规 | 葡萄糖 GLU | | 文本 | 映射 |
| 10.101 | 尿常规 | pH 值 P. H | | 数值 | 映射 |
| 10.102 | 尿常规 | 比重 S. G | | 数值 | 映射 |
| 10.103 | 尿常规 | 白细胞 LEU | | 文本 | 映射 |
| 10.104 | 尿常规 | 维生素 C(mmol/L) | | 数值 | 映射 |
| 10.105 | 尿常规 | 红细胞计数 RBC($10^6$/L) | | 数值 | 映射 |
| 10.106 | 尿常规 | 红细胞(高倍视野)RBC - M(/HP) | | 文本 | 映射 |
| 10.107 | 尿常规 | 白细胞计数 WBC | | 数值 | 映射 |
| 10.108 | 尿常规 | 白细胞(高倍视野)RBC - M(/HP) | | 文本 | 映射 |
| 10.109 | 尿常规 | 上皮细胞计数 EC($10^6$/L) | | 数值 | 映射 |
| 10.110 | 尿常规 | 上皮细胞(高倍视野)EC - M(/HP) | | 文本 | 映射 |
| 10.111 | 尿常规 | 管型计数 CAST($10^6$/L) | | 数值 | 映射 |
| 10.112 | 尿常规 | 管型(低倍视野)CAST - M(/LP) | | 文本 | 映射 |
| 10.113 | 尿常规 | 结晶检测 X_TAL($10^6$/L) | | 数值 | 映射 |
| 10.114 | 尿常规 | 酵母菌 YLC | | 文本 | 映射 |
| 10.115 | 尿常规 | 红细胞信息 RBC1 | | 文本 | 映射 |

| 序号 | 子模块 | 数据元 | 值　域 | 数据类型 | 数据加工类型 |
|------|--------|--------|--------|----------|--------------|
| 10.116 | 尿常规 | 病理性管型检查 PATH. CAST(LPF) | | 文本 | 映射 |
| 10.117 | 尿常规 | 黏液丝 NYS | | 文本 | 映射 |
| 10.118 | 尿常规 | 杆菌 GJ(/HP) | | 文本 | 映射 |
| 10.119 | 尿常规 | 非鳞状上皮细胞(/HPF) | | 文本 | 映射 |
| 10.120 | 促肾上腺皮质激素 | 促肾上腺皮质激素检测时间 | YYYY－MM－DD hh:mm:ss | 日期 | 映射 |
| 10.121 | 促肾上腺皮质激素 | 促肾上腺皮质激素 ACTH(ng/L) | | 数值 | 映射 |
| 10.122 | 血清皮质醇 | 血清皮质醇检测时间 | YYYY－MM－DD hh:mm:ss | 日期 | 映射 |
| 10.123 | 血清皮质醇 | 血清皮质醇 FC(10 μg/L) | | 数值 | 映射 |

二　肺部肿瘤标准数据集

## 11. 影像学检查

| 模块名 | 内容 | 参考标准 |
|---|---|---|
| 影像学检查 | 胸部CT、其他部位CT、胸部X线、磁共振、PET-CT、心电图、心脏超声、其他部位超声、骨扫描、肺功能、支气管镜、胸腔镜、经皮肺穿术、纵隔镜 | ① 中华人民共和国卫生行业标准 WS 445.4-2014 电子病历基本数据集 第4部分：检查检验记录。<br>② 美国卫生信息传输标准（Health Level 7，HL7）。<br>③ 临床试验数据采集标准（CDASHIG v2.2 2021.9.28） |

| 序号 | 子模块 | 数据元 | 值域 | 数据类型 | 数据加工类型 |
|---|---|---|---|---|---|
| 11.1 | 胸部CT | 检查时间 | YYYY-MM-DD hh:mm:ss | 日期 | 映射 |
| 11.2 | 胸部CT | 是否进行增强扫描 | 是,否,不详 | 文本 | 结构化＋归一 |
| 11.3 | 胸部CT | 病灶数量 | 单个,多个,不详 | 文本 | 结构化＋归一 |
| 11.4 | 胸部CT | 纵隔淋巴结肿大 | 有,无,不详 | 文本 | 结构化 |
| 11.5 | 胸部CT | 胸腔积液 | 有,无,不详 | 文本 | 结构化 |
| 11.6 | 胸部CT | 设备型号 | | 文本 | 映射 |
| 11.7 | 胸部CT | CT层厚(mm) | | 数值 | 映射 |
| 11.8 | 胸部CT | 检查所见 | | 文本 | 映射 |
| 11.9 | 胸部CT | 检查结论 | | 文本 | 映射 |
| 11.10 | 胸部CT | 病灶部位 | 左肺门,右肺门,右肺上叶,右肺中叶,右肺下叶,左肺上叶,左肺下叶 | 文本 | 结构化 |
| 11.11 | 胸部CT | 病灶长径(mm) | | 数值 | 结构化 |

| 序号 | 子模块 | 数据元 | 值 域 | 数据类型 | 数据加工类型 |
|---|---|---|---|---|---|
| 11.12 | 胸部 CT | 病灶短径(mm) | | 数值 | 结构化 |
| 11.13 | 胸部 CT | 病灶体积(m³) | | 数值 | 结构化 |
| 11.14 | 胸部 CT | 病灶类型 | 磨玻璃,实性,混合实性,不详 | 文本 | 结构化 |
| 11.15 | 胸部 CT | CT 最大值 | | 数值 | 结构化 |
| 11.16 | 胸部 CT | CT 最小值 | | 数值 | 结构化 |
| 11.17 | 胸部 CT | CT 平均值 | | 数值 | 结构化 |
| 11.18 | 胸部 CT | CT 值方差 | | 数值 | 结构化 |
| 11.19 | 胸部 CT | 病灶峰度 | | 数值 | 结构化 |
| 11.20 | 胸部 CT | 病灶偏度 | | 数值 | 结构化 |
| 11.21 | 胸部 CT | 病灶能量 | | 数值 | 结构化 |
| 11.22 | 胸部 CT | 病灶最大层位置 | | 数值 | 结构化 |
| 11.23 | 胸部 CT | 病灶最大层面面积(mm²) | | 数值 | 结构化 |
| 11.24 | 胸部 CT | 病灶表面积(mm²) | | 数值 | 结构化 |
| 11.25 | 胸部 CT | 病灶 3D 长径(mm) | | 数值 | 结构化 |
| 11.26 | 胸部 CT | 病灶紧凑度 | | 数值 | 结构化 |
| 11.27 | 胸部 CT | 病灶球形度 | | 数值 | 结构化 |
| 11.28 | 胸部 CT | 病灶熵 | | 数值 | 结构化 |

二 肺部肿瘤标准数据集

| 序号 | 子模块 | 数据元 | 值　　域 | 数据类型 | 数据加工类型 |
|------|--------|--------|----------|----------|--------------|
| 11.29 | 胸部 CT | 病灶危险度 | | 文本 | 结构化 |
| 11.30 | 胸部 CT | Lung - RADS | | 文本 | 结构化 |
| 11.31 | 其他部位 CT | 检查时间 | YYYY - MM - DD hh:mm:ss | 日期 | 映射 |
| 11.32 | 其他部位 CT | 检查部位 | | 文字 | 映射 |
| 11.33 | 其他部位 CT | 是否远处器官转移 | 是,否,可疑 | 文本 | 结构化＋归一 |
| 11.34 | 其他部位 CT | 远处转移器官 | 脑,颈部,肾上腺,肝脏,结肠,其他 | 文本 | 结构化＋归一 |
| 11.35 | 其他部位 CT | 淋巴结转移 | 是,否,可疑 | 文本 | 结构化＋归一 |
| 11.36 | 其他部位 CT | 淋巴结转移部位 | 颈部,盆腔,腹股沟,腋窝,咽,腮腺,腹膜,颌,锁骨,胸锁乳突肌,其他 | 文本 | 结构化＋归一 |
| 11.37 | 其他部位 CT | 是否复发 | 是,否,可疑 | 文本 | 结构化＋归一 |
| 11.38 | 其他部位 CT | 检查所见 | | 文本 | 映射 |
| 11.39 | 其他部位 CT | 检查结论 | | 文本 | 映射 |
| 11.40 | 胸部 X 线 | 检查时间 | YYYY - MM - DD hh:mm:ss | 日期 | 映射 |
| 11.41 | 胸部 X 线 | 是否胸腔积液 | 是,否,不详 | 文本 | 结构化＋归一 |
| 11.42 | 胸部 X 线 | 胸腔积液量 | 少量,大量 | 文本 | 结构化＋归一 |
| 11.43 | 胸部 X 线 | 是否肺气肿 | 是,否,不详 | 文本 | 结构化＋归一 |
| 11.44 | 胸部 X 线 | 是否肺大疱 | 是,否,不详 | 文本 | 结构化＋归一 |
| 11.45 | 磁共振 | 检查时间 | YYYY - MM - DD hh:mm:ss | 日期 | 映射 |

| 序号 | 子模块 | 数据元 | 值 域 | 数据类型 | 数据加工类型 |
|---|---|---|---|---|---|
| 11.46 | 磁共振 | 检查部位 | | 文本 | 映射 |
| 11.47 | 磁共振 | 胸腔积液 | 是,否,可疑 | 文本 | 结构化＋归一 |
| 11.48 | 磁共振 | 胸腔积液量 | 少量,大量 | 文本 | 结构化＋归一 |
| 11.49 | 磁共振 | 心包积液 | 是,否,可疑 | 文本 | 结构化＋归一 |
| 11.50 | 磁共振 | 心包积液量 | 少量,大量 | 文本 | 结构化＋归一 |
| 11.51 | 磁共振 | 肺肿瘤最大(cm) | | 数值 | 结构化＋逻辑计算 |
| 11.52 | 磁共振 | 大体分型 | 周围型,中央型 | 文本 | 结构化＋归一 |
| 11.53 | 磁共振 | 淋巴结肿大 | 是,否,可疑 | 文本 | 结构化＋归一 |
| 11.54 | 磁共振 | 淋巴结肿大部位 | 颈部,盆腔,腹股沟,腋窝,咽,腮腺,腹膜,颌,锁骨,胸锁乳突肌,其他 | 文本 | 结构化＋归一 |
| 11.55 | 磁共振 | 是否远处器官转移 | 是,否,可疑 | 文本 | 结构化＋归一 |
| 11.56 | 磁共振 | 远处转移器官 | 脑,胸,肝,盆腔,颈部,结肠,肾上腺,其他 | 文本 | 结构化＋归一 |
| 11.57 | 磁共振 | 淋巴结转移 | 是,否,可疑 | 文本 | 结构化＋归一 |
| 11.58 | 磁共振 | 淋巴结转移部位 | 咽,腹膜,颈部,颌面,其他 | 文本 | 结构化＋归一 |
| 11.59 | 磁共振 | 是否复发 | 是,否,可疑 | 文本 | 结构化＋归一 |
| 11.60 | PET-CT | 检查时间 | YYYY-MM-DD hh:mm:ss | 日期 | 映射 |
| 11.61 | PET-CT | 检查部位 | | 文本 | 映射 |
| 11.62 | PET-CT | 肿瘤位置 | | 文本 | 结构化＋归一 |

二 肺部肿瘤标准数据集

| 序号 | 子模块 | 数据元 | 值 域 | 数据类型 | 数据加工类型 |
|---|---|---|---|---|---|
| 11.63 | PET－CT | 肿瘤数目 | | 文本 | 结构化＋逻辑计算 |
| 11.64 | PET－CT | SUV值部位 | | 文本 | 结构化 |
| 11.65 | PET－CT | $SUV_{max}$值 | | 文本 | 结构化 |
| 11.66 | PET－CT | 胸腔积液 | 是,否,可疑 | 文本 | 结构化＋归一 |
| 11.67 | PET－CT | 胸腔积液量(mL) | | 数值 | 结构化＋逻辑计算 |
| 11.68 | PET－CT | 心包积液 | 是,否,可疑 | 文本 | 结构化＋归一 |
| 11.69 | PET－CT | 心包积液量(mL) | | 数值 | 结构化＋逻辑计算 |
| 11.70 | PET－CT | 肺肿瘤最大径(cm) | | 数值 | 结构化＋逻辑计算 |
| 11.71 | PET－CT | 大体分型 | 周围型,中央型 | 文本 | 结构化＋归一 |
| 11.72 | PET－CT | 淋巴结肿大 | 是,否,可疑 | 文本 | 结构化＋归一 |
| 11.73 | PET－CT | 淋巴结肿大部位 | 颈部,盆腔,腹股沟,腋窝,咽,腮腺,腹膜,颌,锁骨,胸锁乳突肌,其他 | 文本 | 结构化＋归一 |
| 11.74 | PET－CT | 是否远处器官转移 | 是,否,可疑 | 文本 | 结构化＋归一 |
| 11.75 | PET－CT | 远处转移器官 | | 文本 | 结构化＋归一 |
| 11.76 | PET－CT | 淋巴结转移 | 是,否,可疑 | 文本 | 结构化＋归一 |
| 11.77 | PET－CT | 淋巴结转移部位 | 1,2R,2L,3A,3P,4R,4L,5,6,7,8,9,10,11,12,13,14 | 文本 | 结构化＋归一 |
| 11.78 | PET－CT | 淋巴结大小 | | 文本 | 结构化＋逻辑计算 |
| 11.79 | PET－CT | 是否复发 | 是,否,可疑 | 文本 | 结构化＋归一 |

| 序号 | 子模块 | 数据元 | 值 域 | 数据类型 | 数据加工类型 |
|---|---|---|---|---|---|
| 11.80 | 心电图 | 检查时间 | YYYY – MM – DD hh:mm:ss | 日期 | 映射 |
| 11.81 | 心电图 | 检查结果 | 窦性心律,窦性心动过缓,窦性心律不齐,窦性心动过速,房性早搏,房性心动过速,心房扑动,心房颤动,交界性早搏,室上性心动过速,室性早搏,室性心动过速,心室扑动,心室颤动,室性自主心律,房室传导阻滞Ⅰ型,房室传导阻滞Ⅱ度Ⅰ型,房室传导阻滞Ⅱ度Ⅱ型,房室传导阻滞Ⅲ度,其他 | 文本 | 结构化+归一 |
| 11.82 | 心电图 | 检查所见 | | 文本 | 映射 |
| 11.83 | 心电图 | 检查结论 | | 文本 | 映射 |
| 11.84 | 心脏超声 | 检查时间 | YYYY – MM – DD hh:mm:ss | 日期 | 映射 |
| 11.85 | 心脏超声 | LVEF(%) | | 数值 | 结构化 |
| 11.86 | 心脏超声 | EE′ | | 数值 | 结构化 |
| 11.87 | 心脏超声 | 狭窄情况 | 是,否 | 文本 | 结构化+归一 |
| 11.88 | 心脏超声 | 狭窄部位 | 主动脉瓣,肺动脉瓣,二尖瓣,三尖瓣,其他 | 文本 | 结构化+归一 |
| 11.89 | 心脏超声 | 是否关闭不全 | 是,否 | 文本 | 结构化+归一 |
| 11.90 | 心脏超声 | 关闭不全部位 | 主动脉瓣,肺动脉瓣,二尖瓣,三尖瓣,其他 | 文本 | 结构化+归一 |
| 11.91 | 心脏超声 | 是否有先心病 | 是,否 | 文本 | 结构化+归一 |
| 11.92 | 心脏超声 | 检查所见 | | 文本 | 映射 |
| 11.93 | 心脏超声 | 检查结论 | | 文本 | 映射 |

二 肺部肿瘤标准数据集

| 序号 | 子模块 | 数据元 | 值　域 | 数据类型 | 数据加工类型 |
|---|---|---|---|---|---|
| 11.94 | 其他部位超声 | 检查时间 | YYYY－MM－DD hh:mm:ss | 日期 | 映射 |
| 11.95 | 其他部位超声 | 检查部位 | | 文本 | 映射 |
| 11.96 | 其他部位超声 | 胸腔积液 | 是,否,可疑 | 文本 | 结构化＋归一 |
| 11.97 | 其他部位超声 | 胸腔积液量(cm) | | 文本 | 结构化＋归一 |
| 11.98 | 其他部位超声 | 心包积液 | 是,否,可疑 | 文本 | 结构化＋归一 |
| 11.99 | 其他部位超声 | 心包积液量 | 少量,大量 | 文本 | 结构化＋归一 |
| 11.100 | 其他部位超声 | 肺肿瘤最大径(cm) | | 数值 | 结构化＋逻辑计算 |
| 11.101 | 其他部位超声 | 淋巴结肿大 | 是,否,可疑 | 文本 | 结构化＋归一 |
| 11.102 | 其他部位超声 | 淋巴结肿大部位 | 颈部,盆腔,腹股沟,腋窝,咽,腮腺,腹膜,颌,锁骨,胸锁乳突肌,其他 | 文本 | 结构化＋归一 |
| 11.103 | 其他部位超声 | 是否远处器官转移 | 是,否,可疑 | 文本 | 结构化＋归一 |
| 11.104 | 其他部位超声 | 远处转移器官 | | 文本 | 结构化＋归一 |
| 11.105 | 其他部位超声 | 淋巴结转移 | 是,否,可疑 | 文本 | 结构化＋归一 |
| 11.106 | 其他部位超声 | 淋巴结转移部位 | | 文本 | 结构化＋归一 |
| 11.107 | 其他部位超声 | 是否复发 | 是,否,可疑 | 文本 | 结构化＋归一 |
| 11.108 | 其他部位超声 | 检查所见 | | 文本 | 映射 |
| 11.109 | 其他部位超声 | 检查结论 | | 文本 | 映射 |
| 11.110 | 骨扫描 | 检查时间 | YYYY－MM－DD hh:mm:ss | 日期 | 映射 |

| 序号 | 子模块 | 数据元 | 值　域 | 数据类型 | 数据加工类型 |
|---|---|---|---|---|---|
| 11.111 | 骨扫描 | 病灶 | 是,否,可疑 | 文本 | 结构化＋归一 |
| 11.112 | 骨扫描 | 病灶数量 | 单个,多个,不详 | 文本 | 结构化＋归一 |
| 11.113 | 骨扫描 | 是否有远处转移 | 是,否 | 文本 | 结构化＋归一 |
| 11.114 | 骨扫描 | 转移部位 | 中轴骨,附肢骨,不详 | 文本 | 结构化＋归一 |
| 11.115 | 骨扫描 | 是否有放射浓集灶 | 是,否 | 文本 | 结构化＋归一 |
| 11.116 | 骨扫描 | 放射浓集灶部位 | | 文本 | 结构化＋归一 |
| 11.117 | 肺功能 | 检查日期 | YYYY－MM－DD hh:mm:ss | 日期 | 映射 |
| 11.118 | 肺功能 | 肺通气功能 | 正常,轻度,轻中度,中度,中重度,重度 | 文本 | 结构化＋归一 |
| 11.119 | 肺功能 | 呼吸总阻抗 | 正常,增高 | 文本 | 结构化＋归一 |
| 11.120 | 肺功能 | 肺气肿 | 轻,中,重 | 文本 | 结构化＋归一 |
| 11.121 | 肺功能 | 支气管舒张试验 | 阳性,阴性 | 文本 | 结构化＋归一 |
| 11.122 | 肺功能 | 药前肺通气功能障碍 | 正常,轻度,轻中度,中度,中重度,重度 | 文本 | 结构化＋归一 |
| 11.123 | 肺功能 | 气道阻力 | 正常,增高 | 文本 | 结构化＋归一 |
| 11.124 | 肺功能 | MVV 占预计值 | 正常,轻度,中度,重度 | 文本 | 结构化＋归一 |
| 11.125 | 肺功能 | 弥散功能障碍 | 无,轻度,中度,重度 | 文本 | 结构化＋归一 |
| 11.126 | 肺功能 | 支气管激发试验 | 阳性,阴性 | 文本 | 结构化＋归一 |
| 11.127 | 肺功能 | FeNO(ppb) | | 数值 | 结构化 |

二　肺部肿瘤标准数据集

| 序号 | 子模块 | 数据元 | 值　域 | 数据类型 | 数据加工类型 |
|---|---|---|---|---|---|
| 11.128 | 肺功能 | CaNO(ppb) | | 数值 | 结构化 |
| 11.129 | 支气管镜 | 检查时间 | YYYY - MM - DD hh:mm:ss | 日期 | 映射 |
| 11.130 | 支气管镜 | 支气管镜型号 | OLYMPUS BF - 1TQ290,OLYMPUS BF - MP290F,OLYMPUS BF - UC290F,OLYMPUS BF - UC260FW,OLYMPUS BF1T260,OLYMPUS BF - Q170,OLYMPUS LTF240,FUJINON - EB - 580T,FUJINON - EB - 580S,FUJINON - EB - 580S,FUJINON - EB - 530US,PENTAX,BE1975AK,PB2020 - M,SEESHEEN QG3430,SEESHEENQG3490,硬质支气和镜,其他 | 文本 | 映射 |
| 11.131 | 支气管镜 | 入路方式 | 右侧鼻腔,左侧鼻腔,气切套管,气管插管,喉罩,口腔,硬镜,气切瘘口进入 | 文本 | 结构化＋归一 |
| 11.132 | 支气管镜 | 声门 | 对称,不对称 | 文本 | 结构化＋归一 |
| 11.133 | 支气管镜 | 声带麻痹 | 无,左侧,右侧,双侧 | 文本 | 结构化＋归一 |
| 11.134 | 支气管镜 | 声带关闭 | 完全,不完全 | 文本 | 结构化＋归一 |
| 11.135 | 支气管镜 | 声带新生物 | 未见,见 | 文本 | 结构化＋归一 |
| 11.136 | 支气管镜 | 气管 | 通畅,扭曲,变形,狭窄(外压型、管壁型、内生型、混合型) | 文本 | 结构化＋归一 |
| 11.137 | 支气管镜 | 隆突 | 锐利,扭曲变形,变钝增宽,新生物浸润 | 文本 | 结构化＋归一 |

| 序号 | 子模块 | 数据元 | 值　域 | 数据类型 | 数据加工类型 |
|------|--------|--------|--------|----------|--------------|
| 11.138 | 支气管镜 | 部位 | 左上叶(尖后支、前支、舌支),左下叶(背支、前内基底支、外基底支、后基底支),右上叶(尖支、后支、前支),右中叶(内侧支、外侧支),右下叶(背支、内基底支、前基底支、外基底支、后基底支) | 文本 | 结构化+归一 |
| 11.139 | 支气管镜 | 气管管腔 | 通畅,扭曲,变形,狭窄(外压型、管壁型、内生型、混合型) | 文本 | 结构化+归一 |
| 11.140 | 支气管镜 | 黏膜 | 正常,增生,溃疡,充血,苍白 | 文本 | 结构化+归一 |
| 11.141 | 支气管镜 | 分泌物 | 少量,中等量,大量 | 文本 | 结构化+归一 |
| 11.142 | 支气管镜 | 新生物 | | 文本 | 结构化 |
| 11.143 | 支气管镜 | 气道瘘 | 中央型,外周型 | 文本 | 结构化+归一 |
| 11.144 | 支气管镜 | 气道瘘位置 | 左上叶(尖后支、前支、舌支),左下叶(背支、前内基底支、外基底支、后基底支),右上叶(尖支、后支、前支),右中叶(内侧支、外侧支),右下叶(背支、内基底支、前基底支、外基底支、后基底支) | 文本 | 结构化+归一 |
| 11.145 | 支气管镜 | 气道瘘大小 | | 文本 | 结构化 |
| 11.146 | 支气管镜 | 气道瘘相邻器官 | 纵隔,右胸腔,左胸腔,食管,胸腔胃,其他器官 | 文本 | 结构化+归一 |
| 11.147 | 支气管镜 | 环周超声探查 | 低回声病变,偏心性低回声病变,偏心性混合回声病变,混合性低回声病变 | 文本 | 结构化+归一 |

| 序号 | 子模块 | 数据元 | 值　域 | 数据类型 | 数据加工类型 |
|---|---|---|---|---|---|
| 11.148 | 支气管镜 | 淋巴结超声探查 | 1R,1L,2R,2L,3A,3P,4R,4L,7,8,10L,10R,11R,11L,12R,12L,病灶 | 文本 | 结构化+归一 |
| 11.149 | 支气管镜 | 淋巴结最长径(mm) | | 数值 | 结构化+逻辑计算 |
| 11.150 | 支气管镜 | 检查技术 | 支气管肺活检术(TBLB),支气管肺泡灌洗术(BAL),黏膜活检术,防污染刷检术(PSB),EBUS-TBNA术,电圈套,冷冻肺活检,支气管冷冻活检术 | 文本 | 结构化+归一 |
| 11.151 | 支气管镜 | 检查结果描述 | | 文本 | 映射 |
| 11.152 | 支气管镜 | 术中出血(mL) | | 数值 | 结构化 |
| 11.153 | 支气管镜 | 止血方式 | 冰生理盐水,凝血酶,1:10 000肾上腺素,球囊,氩气刀,其他 | 文本 | 结构化+归一 |
| 11.154 | 支气管镜 | 球囊探查,水封瓶气体 | 无变化,减少,消失 | 文本 | 结构化+归一 |
| 11.155 | 胸腔镜 | 检查日期 | YYYY-MM-DD hh:mm:ss | 日期 | 映射 |
| 11.156 | 胸腔镜 | 体位 | 左侧位,右侧位,平卧位 | 文本 | 结构化+归一 |
| 11.157 | 胸腔镜 | 进镜部位 | 腋前线,腋中线,腋后线,3肋间,4肋间,5肋间,6肋间,7肋间,8肋间,9肋间 | 文本 | 结构化+归一 |
| 11.158 | 胸腔镜 | 积液性状 | 无色透明,草绿色,黄色,血性,脓性,白色乳糜样 | 文本 | 结构化+归一 |
| 11.159 | 胸腔镜 | 脏层胸膜,壁层胸膜 | 光滑,增厚粘连(部分、广泛),钙化,肿块,结节(广泛粟粒样、结节多发小结节、单发结节) | 文本 | 结构化+归一 |

| 序号 | 子模块 | 数据元 | 值　　域 | 数据类型 | 数据加工类型 |
|------|--------|--------|----------|----------|--------------|
| 11.160 | 胸腔镜 | 胸膜情况描述 | | 文本 | 结构化 |
| 11.161 | 经皮肺穿术 | 手术日期 | YYYY－MM－DD | 日期 | 映射 |
| 11.162 | 经皮肺穿术 | 肺穿部位 | 左上叶,左下叶,右上叶,右中叶,右下叶,其他 | 文本 | 结构化＋归一 |
| 11.163 | 经皮肺穿术 | 病灶描述 | 结节,肿块,转移瘤 | 文本 | 结构化＋归一 |
| 11.164 | 经皮肺穿术 | 病灶大小 | | 文本 | 结构化 |
| 11.165 | 经皮肺穿术 | 引导方式 | CT,超声,三维导向,机器人 | 文本 | 结构化＋归一 |
| 11.166 | 经皮肺穿术 | 活检方式 | 针吸,切割,钳夹,其他活检术 | | |
| 11.167 | 纵隔镜 | 手术日期 | YYYY－MM－DD | 日期 | 映射 |
| 11.168 | 纵隔镜 | 体位 | 仰卧位,肩部垫高,头过度后仰 | 文本 | 结构化＋归一 |
| 11.169 | 纵隔镜 | 切口部位 | 经颈部领式切口,经左侧胸骨旁第二或第三肋间切口,经右侧骨旁第二或第三肋间切口 | 文本 | 结构化＋归一 |
| 11.170 | 纵隔镜 | 手术方式 | 纵隔镜检查术,纵隔镜下纵隔肿物切除术,纵隔镜下淋巴结活检术 | 文本 | 结构化＋归一 |

二　肺部肿瘤标准数据集

## 12. 病理与分子检测

| 模块名 | 内容 | 参考标准 |
|---|---|---|
| 分子病理 | 术中冰冻病理、病理检查、免疫组化、基因检测、微卫星检测 | ① 中华人民共和国卫生行业标准 WS/T 500.6-2016 电子病历共享文档规范 第6部分：检查报告。② 临床试验数据采集标准(CDASHIG v2.2 2021.9.28) |

| 序号 | 子模块 | 数据元 | 值域 | 数据类型 | 数据加工类型 |
|---|---|---|---|---|---|
| 12.1 | 病理检查 | 病理检查时期 | 穿刺活检,术后标本,术中冰冻标本 | 文本 | 结构化+归一 |
| 12.2 | 术中冰冻病理 | 检查时间 | YYYY-MM-DD hh:mm:ss | 日期 | 映射 |
| 12.3 | 术中冰冻病理 | 冰冻病理结果 | 良性,恶性,交界性,不详(病理科) | 文本 | 结构化+归一 |
| 12.4 | 术中冰冻病理 | 冰冻标本类型 | 瘤体,淋巴结,周围组织,其他,不详 | 文本 | 结构化+归一 |
| 12.5 | 术中冰冻病理 | 冰冻检测肿瘤类型 | 肺上皮性肿瘤(腺瘤、前驱腺体病变、腺癌、鳞状细胞前驱性病变、鳞状细胞癌、腺鳞癌、大细胞癌、肉瘤样癌、唾液腺肿瘤、其他上皮肿瘤),肺神经内分泌肿瘤,间叶性肿瘤,异位起源性肿瘤,淋巴造血系统肿瘤 | 文本 | 结构化+归一 |
| 12.6 | 术中冰冻病理 | 切除后肉眼残留 | 有,无 | 文本 | 结构化+归一 |
| 12.7 | 术中冰冻病理 | 切缘状态 | R0,R1,R2,不祥 | 文本 | 结构化+归一 |
| 12.8 | 病理检查 | 病理检查标本来源 | 原发灶,转移灶(肺转移灶、肝转移灶、胸膜、其他),淋巴结 | 文本 | 结构化+归一 |
| 12.9 | 病理检查 | 切除肿物完整性 | 完整肿物,剩余肿物,穿刺活检,不详 | 文本 | 结构化+归一 |

| 序号 | 子模块 | 数据元 | 值　域 | 数据类型 | 数据加工类型 |
|---|---|---|---|---|---|
| 12.10 | 病理检查 | 肿瘤大小（$x \times y \times z$） | | 文本 | 结构化 |
| 12.11 | 病理检查 | 肿瘤部位 | 右肺上叶,右肺中叶,右肺下叶,左肺上叶,左肺下叶,左肺,右肺 | 文本 | 结构化+归一 |
| 12.12 | 病理检查 | 切缘信息 | R0,R1,R2,不详 | 文本 | 结构化+归一 |
| 12.13 | 病理检查 | 组织学类型 | 肺上皮性肿瘤（腺瘤、前驱腺体病变、腺癌、鳞状细胞前驱性病变、鳞状细胞癌、腺鳞癌、大细胞癌、肉瘤样癌、唾液腺肿瘤、其他上皮肿瘤）,肺神经内分泌肿瘤,间叶性肿瘤,异位起源性肿瘤,淋巴造血系统肿瘤 | 文本 | 结构化+归一 |
| 12.14 | 病理检查 | 腺癌组织学亚型 | 微浸润腺癌（MIA）,浸润腺癌（IA）：浸润性非黏液性、浸润性黏液性腺癌,胶样肺腺癌（肺胶样腺癌）,肿瘤型腺癌（肺胎儿腺癌）,肠型肺腺癌 | 文本 | 结构化+归一 |
| 12.15 | 病理检查 | 腺癌组织亚型比例 | | 文本 | 结构化 |
| 12.16 | 病理检查 | 分化程度 | 高分化,高中分化,中分化,中低分化,低分化,不详 | 文本 | 结构化+归一 |
| 12.17 | 病理检查 | 脉管内癌栓 | 无,有,不详 | 文本 | 结构化+归一 |
| 12.18 | 病理检查 | 神经侵犯 | 无,有,不详 | 文本 | 结构化+归一 |
| 12.19 | 病理检查 | 胸膜侵犯 | 无,侵犯脏胸膜,侵犯壁胸膜,不详 | 文本 | 结构化+归一 |
| 12.20 | 病理检查 | 气腔内播散（STAS） | 无,有,不详 | 文本 | 结构化+归一 |

二　肺部肿瘤标准数据集

| 序号 | 子模块 | 数据元 | 值 域 | 数据类型 | 数据加工类型 |
|---|---|---|---|---|---|
| 12.21 | 病理检查 | 阻塞性肺炎 | 无,有,不详 | 文本 | 结构化＋归一 |
| 12.22 | 病理检查 | 周围组织侵犯 | 无,胸壁,膈神经,心包壁层,同叶的多发病灶,横膈,心脏,大血管,气管,食管,喉返神经,椎体,隆突,不同叶的单发或多发病灶,纵隔,不详 | 文本 | 结构化＋归一 |
| 12.23 | 病理检查 | 病理 T 分期 | Tx,T0,Tis,T1,T1a,T1b,T1c,T2,T2a,T2b,T3,T4 | 文本 | 结构化 |
| 12.24 | 病理检查 | 病理 N 分期 | Nx,N0,N1,N2,N3 | 文本 | 结构化 |
| 12.25 | 病理检查 | 病理 M 分期 | Mx,M0,M1,M1a,M1b,M1c | 文本 | 结构化 |
| 12.26 | 病理检查 | 是否淋巴结清扫 | 未清扫,清扫 | 文本 | 结构化＋归一 |
| 12.27 | 病理检查 | 清扫总淋巴结分组 | 1,2R,2L,3A,3P,4R,4L,5,6,7,8,9,10,11,12,13,14 | 文本 | 结构化＋归一 |
| 12.28 | 病理检查 | 清扫阳性淋巴结分组 | 1,2R,2L,3A,3P,4R,4L,5,6,7,8,9,10,11,12,13,14 | 文本 | 结构化＋归一 |
| 12.29 | 病理检查 | 淋巴结阳性率(%) | | 数值 | 结构化＋逻辑计算 |
| 12.30 | 病理检查 | 是否存在非标准化淋巴结站 | 否,是,不详 | 文本 | 结构化＋归一 |
| 12.31 | 病理检查 | 清扫站数 | | 数值 | 结构化＋逻辑计算 |
| 12.32 | 免疫组化 | TTF-1 | 一,±,灶＋,弱＋,＋,＋＋,＋＋＋,其他 | 文本 | 结构化＋归一 |
| 12.33 | 免疫组化 | Napsin A | 一,±,灶＋,弱＋,＋,＋＋,＋＋＋,其他 | 文本 | 结构化＋归一 |
| 12.34 | 免疫组化 | CK7 | 一,±,灶＋,弱＋,＋,＋＋,＋＋＋,其他 | 文本 | 结构化＋归一 |

| 序号 | 子模块 | 数据元 | 值　域 | 数据类型 | 数据加工类型 |
|---|---|---|---|---|---|
| 12.35 | 免疫组化 | p63 | 一,±,灶+,弱+,+,++,+++,其他 | 文本 | 结构化+归一 |
| 12.36 | 免疫组化 | p40 | 一,±,灶+,弱+,+,++,+++,其他 | 文本 | 结构化+归一 |
| 12.37 | 免疫组化 | CK5/6 | 一,±,灶+,弱+,+,++,+++,其他 | 文本 | 结构化+归一 |
| 12.38 | 免疫组化 | CgA | 一,±,灶+,弱+,+,++,+++,其他 | 文本 | 结构化+归一 |
| 12.39 | 免疫组化 | Syn | 一,±,灶+,弱+,+,++,+++,其他 | 文本 | 结构化+归一 |
| 12.40 | 免疫组化 | CD56 | 一,±,灶+,弱+,+,++,+++,其他 | 文本 | 结构化+归一 |
| 12.41 | 免疫组化 | Ki-67增殖指数 | 一,±,灶+,弱+,+,++,+++,其他 | 文本 | 结构化+归一 |
| 12.42 | 免疫组化 | ALK | 一,±,灶+,弱+,+,++,+++,其他 | 文本 | 结构化+归一 |
| 12.43 | 免疫组化 | ROS-1 | 一,±,灶+,弱+,+,++,+++,其他 | 文本 | 结构化+归一 |
| 12.44 | 免疫组化 | Her2 | 一,±,灶+,弱+,+,++,+++,其他 | 文本 | 结构化+归一 |
| 12.45 | 免疫组化 | CerbB-2 | 一,±,灶+,弱+,+,++,+++,其他 | 文本 | 结构化+归一 |
| 12.46 | 免疫组化 | 病理报告描述 | | 文本 | 映射 |
| 12.47 | 基因检测 | 是否行基因学检测 | 是,否 | 文本 | 结构化+归一 |
| 12.48 | 基因检测 | 检测时间 | YYYY-MM-DD hh:mm:ss | 日期 | 映射 |
| 12.49 | 基因检测 | 样本类型 | 组织或细胞,外周血,其他,不详 | 文本 | 结构化+归一 |
| 12.50 | 基因检测 | EGFR | 未测,野生型,突变,重排,扩增 | 文本 | 结构化+归一 |
| 12.51 | 基因检测 | EGFR位点 | G719X,E709X,Del 18,Del 19,Ins 19,Ins 20,S768I,T790M,L858R,其他 | 文本 | 结构化+归一 |

| 序号 | 子模块 | 数据元 | 值　　域 | 数据类型 | 数据加工类型 |
|---|---|---|---|---|---|
| 12.52 | 基因检测 | ALK | 未测,融合,突变,重排,扩增,野生型 | 文本 | 结构化＋归一 |
| 12.53 | 基因检测 | ROS1 | 未测,融合,突变,重排,扩增,野生型 | 文本 | 结构化＋归一 |
| 12.54 | 基因检测 | MET | 未测,融合,突变,重排,扩增,野生型 | 文本 | 结构化＋归一 |
| 12.55 | 基因检测 | BRAF | 未测,融合,突变,重排,扩增,野生型 | 文本 | 结构化＋归一 |
| 12.56 | 基因检测 | KRAS | 未测,融合,突变,重排,扩增,野生型 | 文本 | 结构化＋归一 |
| 12.57 | 基因检测 | HER2 | 未测,融合,突变,重排,扩增,野生型 | 文本 | 结构化＋归一 |
| 12.58 | 基因检测 | NTRK | 未测,融合,突变,重排,扩增,野生型 | 文本 | 结构化＋归一 |
| 12.59 | 基因检测 | RET | 未测,融合,突变,重排,扩增,野生型 | 文本 | 结构化＋归一 |
| 12.60 | 基因检测 | TP53 | 未测,融合,突变,重排,扩增,野生型 | 文本 | 结构化＋归一 |
| 12.61 | 基因检测 | PD－L1 表达 | 未测,－,＋,± | 文本 | 结构化＋归一 |
| 12.62 | 基因检测 | PD－L1 检测试剂 | 22C3,SP263,288,SP142 | 文本 | 结构化＋归一 |
| 12.63 | 基因检测 | 其他 | | 文本 | 结构化 |
| 12.64 | 基因检测 | 表达联合阳性评分(CPS) | | 文本 | 结构化 |
| 12.65 | 基因检测 | 表达肿瘤比例分数(TPS) | | 文本 | 结构化 |
| 12.66 | 基因检测 | 肿瘤基因突变负荷(TMB) | | 文本 | 结构化 |
| 12.67 | 基因检测 | 肿瘤浸润淋巴细胞检测(TIL) | | 文本 | 结构化 |
| 12.68 | 微卫星检测 | 检测时间 | YYYY－MM－DD hh:mm:ss | 日期 | 映射 |

| 序号 | 子模块 | 数据元 | 值域 | 数据类型 | 数据加工类型 |
|---|---|---|---|---|---|
| 12.69 | 微卫星检测 | 检查方式 | PCR 技术检测,免疫组化(ICH)检测,不详 | 文本 | 结构化＋归一 |
| 12.70 | 微卫星检测 | PCR 技术-标记点数 | BAT－25,BAT－26,MONO－27,NR－21/NR－24,D2S123,D5S346,D17S250 | 文本 | 结构化＋归一 |
| 12.71 | 微卫星检测 | PCR-结果(%) | | 数值 | 结构化 |
| 12.72 | 微卫星检测 | ICH－MMR 基因 | MLH1,MSH2,MSH6,PMS2/PMS1 | 文本 | 结构化＋归一 |
| 12.73 | 微卫星检测 | ICH-结果 | ＋,－,未测 | 文本 | 结构化＋归一 |

二　肺部肿瘤标准数据集

## 13. 手术治疗

| 模 块 名 | 内 容 | 参 考 标 准 |
|---|---|---|
| 手术治疗 | 手术信息、麻醉相关信息、术后并发症 | ① 中华人民共和国卫生行业标准　WS/T 500.9－2016 电子病历共享文档规范　第 9 部分：一般手术记录。② 中华人民共和国卫生行业标准　WS/T 500.11－2016 电子病历共享文档规范　第 11 部分：麻醉记录。③ 美国卫生信息传输标准（Health Level 7，HL7）。④ 临床试验数据采集标准（CDASHIG v2.2 2021.9.28） |

| 序号 | 子模块 | 数据元 | 值 域 | 数据类型 | 数据加工类型 |
|---|---|---|---|---|---|
| 13.1 | 手术信息 | 手术紧急程度 | 急诊手术,非急诊手术 | 文本 | 映射 |
| 13.2 | 手术信息 | 手术开始时间 | YYYY－MM－DD hh:mm:ss | 日期 | 映射 |
| 13.3 | 手术信息 | 手术结束时间 | YYYY－MM－DD hh:mm:ss | 日期 | 映射 |
| 13.4 | 手术信息 | 手术时长（min） | | 数值 | 逻辑计算 |
| 13.5 | 手术信息 | 手术名称 | | 文本 | 映射 |
| 13.6 | 手术信息 | 肿瘤侵犯周围组织脏器 | 是,否 | 文本 | 结构化＋归一 |
| 13.7 | 手术信息 | 肿瘤侵犯部位 | 壁胸膜,胸壁,心包,膈肌,脏层胸膜,纵隔,膈神经,主支气管,隆突,其他气管,侵犯大血管（主动脉、腔静脉、肺动脉等）,心肌,喉返神经,食管,椎体,其他 | 文本 | 结构化＋归一 |
| 13.8 | 手术信息 | 术中所见肿瘤大小 | | 文本 | 结构化＋归一 |
| 13.9 | 手术信息 | 术中所见异常表现 | 无异常,中央型肿块、结节,周围型肿块、结节,弥漫型肿块、结节,其他 | 文本 | 结构化＋归一 |

| 序号 | 子模块 | 数据元 | 值　域 | 数据类型 | 数据加工类型 |
|---|---|---|---|---|---|
| 13.10 | 手术信息 | 病灶部位 | 左肺门,右肺门,左上叶,舌叶,左下叶,右上叶,右中叶,右下叶 | 文本 | 结构化+归一 |
| 13.11 | 手术信息 | 肿瘤破溃 | 是,否 | 文本 | 结构化+归一 |
| 13.12 | 手术信息 | 肿瘤标本包膜完整 | 是,否 | 文本 | 结构化+归一 |
| 13.13 | 手术信息 | 肿瘤局限于肺内 | 是,否 | 文本 | 结构化+归一 |
| 13.14 | 手术信息 | 手术方式 | 开放式手术,胸腔镜辅助,胸腔镜手术,剑突下入路手术,其他 | 文本 | 结构化+归一 |
| 13.15 | 手术信息 | 拟切除病变部位 | 左肺上叶,左肺下叶,右肺上叶,右肺中叶,右肺下叶 | 文本 | 结构化+归一 |
| 13.16 | 手术信息 | 切除范围 | 肺叶切除,肺段切除,解剖性部分肺叶切除,全肺切除,楔形切除,复合肺叶切除,袖式切除(包括支气管和血管),其他 | 文本 | 结构化+归一 |
| 13.17 | 手术信息 | 胸管引流量(mL) | | 数值 | 结构化+逻辑计算 |
| 13.18 | 手术信息 | 患者插管时间 | YYYY-MM-DD hh:mm:ss | 日期 | 结构化 |
| 13.19 | 手术信息 | 患者拔管时间 | YYYY-MM-DD hh:mm:ss | 日期 | 结构化 |
| 13.20 | 手术信息 | 是否行术中冰冻 | 是,否,不详 | 文本 | 结构化+归一 |
| 13.21 | 麻醉相关信息 | 麻醉方式 | | 文本 | 映射 |
| 13.22 | 麻醉相关信息 | ASA评分 | Ⅰ级,Ⅱ级,Ⅲ级,Ⅳ级,Ⅴ级 | 文本 | 映射 |
| 13.23 | 麻醉相关信息 | 体温(℃) | | 数值 | 映射 |

二　肺部肿瘤标准数据集

| 序号 | 子模块 | 数据元 | 值　域 | 数据类型 | 数据加工类型 |
|---|---|---|---|---|---|
| 13.24 | 麻醉相关信息 | 心率(次/分) | | 数值 | 映射 |
| 13.25 | 麻醉相关信息 | 收缩压(mmHg) | | 数值 | 映射 |
| 13.26 | 麻醉相关信息 | 舒张压(mmHg) | | 数值 | 映射 |
| 13.27 | 麻醉相关信息 | 中心静脉压($cmH_2O$) | | 数值 | 映射 |
| 13.28 | 麻醉相关信息 | 麻醉医师 | | 文本 | 映射 |
| 13.29 | 麻醉相关信息 | 麻醉开始时间 | YYYY-MM-DD hh:mm:ss | 日期 | 映射 |
| 13.30 | 麻醉相关信息 | 麻醉停止时间 | YYYY-MM-DD hh:mm:ss | 日期 | 映射 |
| 13.31 | 麻醉相关信息 | 术中晶体液(盐水)输入总量(mL) | | 数值 | 逻辑计算 |
| 13.32 | 麻醉相关信息 | 术中胶体液(羟乙基淀粉)输入总量(mL) | | 数值 | 逻辑计算 |
| 13.33 | 麻醉相关信息 | 术中总尿量(mL) | | 数值 | 映射 |
| 13.34 | 麻醉相关信息 | 术中输血类型 | 全血,血小板,冷沉淀,血浆,红细胞 | 文本 | 映射 |
| 13.35 | 麻醉相关信息 | 术中输血量(mL) | | 数值 | 映射 |
| 13.36 | 麻醉相关信息 | 术中出血量(mL) | | 数值 | 映射 |
| 13.37 | 麻醉相关信息 | 患者苏醒时间 | YYYY-MM-DD hh:mm:ss | 日期 | 映射 |
| 13.38 | 麻醉相关信息 | 患者拔管时间 | YYYY-MM-DD hh:mm:ss | 日期 | 映射 |
| 13.39 | 术后并发症 | 开始时间 | YYYY-MM-DD hh:mm:ss | 日期 | 结构化 |
| 13.40 | 术后并发症 | 结束时间 | YYYY-MM-DD hh:mm:ss | 日期 | 结构化 |

| 序号 | 子模块 | 数据元 | 值 域 | 数据类型 | 数据加工类型 |
|---|---|---|---|---|---|
| 13.41 | 术后并发症 | 并发症类型 | 肺不张,胸腔出血,肺水肿,心律失常,肺炎、感染,呼吸衰竭,支气管胸膜瘘,乳糜胸,肺栓塞,心力衰竭,脑梗死,心肌梗死,神经损伤(包括声音嘶哑),持续性漏气,持续性咳嗽,电解质紊乱,伤口感染,延迟愈合,神经系统并发症(如格林巴利),其他,无,不详 | 文本 | 结构化+归一 |
| 13.42 | 术后并发症 | 术后并发症转归 | 正在恢复;已恢复,无后遗症;已恢复,有后遗症;未恢复;恶化;死亡;未知 | 文本 | 结构化+归一 |
| 13.43 | 术后并发症 | 可能相关诱因 | 手术,放疗,化疗,经导管动脉化疗栓塞术(TACE),消融治疗,免疫治疗,靶向治疗,生物治疗,其他,无法判断 | 文本 | 结构化+归一 |

二　肺部肿瘤标准数据集

## 14. 药物治疗

| 模块名 | 内 容 | 参 考 标 准 |
|---|---|---|
| 药物治疗 | 化疗药物、靶向药物、抗血管生成药物、免疫药物以及其他药物 | ① 中华人民共和国卫生行业标准　WS 445.14－2014 电子病历基本数据集　第 14 部分：住院医嘱。② 美国卫生信息传输标准（Health Level 7，HL7）。③ 临床试验数据采集标准（CDASHIG v2.2 2021.9.28） |

| 序号 | 子模块 | 数据元 | 值 域 | 数据类型 | 数据加工类型 |
|---|---|---|---|---|---|
| 14.1 | 化疗药物 | 化疗药物 | 铂类（顺铂，卡铂，奈达铂，洛铂，其他，不详）；非铂类（长春瑞滨，依托泊苷，吉西他滨，多西他赛，培美曲塞，白蛋白紫杉醇，紫杉醇，脂质体紫杉醇，伊立替康，拓扑替康，替莫唑胺，其他，不详） | 文本 | 映射 |
| 14.2 | 化疗药物 | 是否临床试验用药 | | 文本 | 结构化＋归一 |
| 14.3 | 化疗药物 | 化疗目的 | 辅助，新辅助，一线，二线，三线及以上 | 文本 | 结构化＋归一 |
| 14.4 | 化疗药物 | 化疗药物开始时间 | YYYY－MM－DD hh:mm:ss | 日期 | 映射 |
| 14.5 | 化疗药物 | 化疗药物结束时间 | YYYY－MM－DD hh:mm:ss | 日期 | 映射 |
| 14.6 | 化疗药物 | 化疗周期 | | 数值 | 逻辑计算 |
| 14.7 | 化疗药物 | 化疗不良反应 | 有，无，不详 | 文本 | 结构化＋归一 |
| 14.8 | 化疗药物 | 化疗不良反应分度 | 0 度，Ⅰ度，Ⅱ度，Ⅲ度，Ⅳ度，未分度 | 文本 | 结构化＋归一 |
| 14.9 | 化疗药物 | 化疗毒副反应类型 | 出血，胃肠道反应，过敏，便秘，其他 | 文本 | 结构化＋归一 |
| 14.10 | 化疗药物 | 化疗疗效评价 | 完全缓解 CR，部分缓解 PR，疾病稳定 SD，疾病进展 PD | 文本 | 结构化＋归一 |

| 序号 | 子模块 | 数据元 | 值　域 | 数据类型 | 数据加工类型 |
|---|---|---|---|---|---|
| 14.11 | 靶向药物 | 靶向药物 | EGFR 一代：吉非替尼（Gefinitib）、厄洛替尼（Erlotinib）、埃克替尼（Icotinib）；EGFR 二代：阿法替尼（Afatinib）、达克替尼（Dacomitinib）；EGFR 三代：奥希替尼（Osimertinib）、阿美替尼（Alectinib）、伏美替尼/艾氟替尼（Furmonertinib/Alflutinib）；EGFR20ins：莫博赛替尼（Mobocertinib）、舒沃替尼（Sunvozertinib）、埃万妥单抗（Amivantamab）；ALK 一代：克唑替尼（Crizotinib）；ALK 二代：塞瑞替尼（Ceritinib）、阿来替尼（Alectinib）、恩沙替尼（Ensartinib）、布加替尼（Brigatinib）；ALK 三代：劳拉替尼（Lorlatinib）；ROS1：克唑替尼（Crizotinib）、恩曲替尼（Entrectinib）、塞瑞替尼（Ceritinib）、洛拉替尼（Lorlatinib）、洛普替尼（Repotrectinib）；RET：塞普替尼（Selpercatinib）、普拉替尼（Pralsetinib）、卡博替尼（Cabozantinib）；BRAF：达拉非尼（Dabrafenib）、曲美替尼（Trametinib）、维莫非尼（Vemurafenib）；MET 14：赛沃替尼（Savolitinib）、卡马替尼（Capmatinib）、克唑替尼（Crizotinib）、特泊替尼（Tepotinib）；NTRK：拉罗非尼（Larotrectinib）、恩曲替尼（Entrectinib）；HER2：Fam-trastuzumab Deruxtecan-nxki、恩美曲妥珠单抗（Ado-trastuzumab Emtansine）；阿法替尼（Afatinib）、达克替尼（Dacomitinib）、吡咯替尼（Pyrotinib）；KRAS：索托拉西布（Sotorasib）；其他新增靶向药 | 文本 | 映射 |

| 序号 | 子模块 | 数据元 | 值　　域 | 数据类型 | 数据加工类型 |
|------|--------|--------|----------|----------|--------------|
| 14.12 | 靶向药物 | 靶向药物作用通路 | EGFR,ALK,HER2,MET,ROS1,BRAF,MEK,VEGFR2,VEGF,其他 | 文本 | 结构化＋归一 |
| 14.13 | 靶向药物 | 靶向药物治疗目的 | 辅助,新辅助,一线,二线,三线及以上 | 文本 | 结构化＋归一 |
| 14.14 | 靶向药物 | 靶向药物开始时间 | YYYY‐MM‐DD hh:mm:ss | 日期 | 映射 |
| 14.15 | 靶向药物 | 靶向药物结束时间 | YYYY‐MM‐DD hh:mm:ss | 日期 | 映射 |
| 14.16 | 靶向药物 | 靶向药物疗效评价 | 完全缓解 CR,部分缓解 PR,疾病稳定 SD,疾病进展 PD | 文本 | 结构化＋归一 |
| 14.17 | 靶向药物 | 是否临床试验用药 | 是,否 | 文本 | 结构化＋归一 |
| 14.18 | 靶向药物 | 靶向药物不良反应 | 有,无,不详 | 文本 | 结构化＋归一 |
| 14.19 | 靶向药物 | 靶向药物不良反应分度 | 0 度,Ⅰ度,Ⅱ度,Ⅲ度,Ⅳ度,未分度 | 文本 | 结构化＋归一 |
| 14.20 | 靶向药物 | 靶向药物毒副反应类型 | 出血,胃肠道反应,过敏,便秘,其他 | 文本 | 结构化＋归一 |
| 14.21 | 抗血管生成药物 | 抗血管生成药物 | 贝伐单抗/贝伐珠单抗(Bevacizumab),尼达尼布(Nintedanib),雷莫芦单抗(Ramucirumab),安罗替尼(Anlotinib),重组人血管内皮抑制素(恩度),其他新增抗血管生成药物 | 文本 | 映射 |
| 14.22 | 抗血管生成药物 | 靶向药物作用通路 | | 文本 | 结构化＋归一 |
| 14.23 | 抗血管生成药物 | 抗血管生成药物治疗目的 | 辅助,新辅助,一线,二线,三线及以上 | 文本 | 结构化＋归一 |
| 14.24 | 抗血管生成药物 | 抗血管生成药物开始时间 | YYYY‐MM‐DD hh:mm:ss | 文本 | 映射 |
| 14.25 | 抗血管生成药物 | 抗血管生成药物结束时间 | YYYY‐MM‐DD hh:mm:ss | 文本 | 映射 |

| 序号 | 子模块 | 数据元 | 值　　域 | 数据类型 | 数据加工类型 |
|---|---|---|---|---|---|
| 14.26 | 抗血管生成药物 | 抗血管生成药物疗效评价 | 完全缓解 CR,部分缓解 PR,疾病稳定 SD,疾病进展 PD | 文本 | 结构化＋归一 |
| 14.27 | 抗血管生成药物 | 是否临床试验用药 | 是,否 | 文本 | 结构化＋归一 |
| 14.28 | 抗血管生成药物 | 抗血管生成药物不良反应 | 有,无,不详 | 文本 | 结构化＋归一 |
| 14.29 | 抗血管生成药物 | 抗血管生成药物不良反应分度 | 0 度,Ⅰ度,Ⅱ度,Ⅲ度,Ⅳ度,未分度 | 文本 | 结构化＋归一 |
| 14.30 | 抗血管生成药物 | 抗血管生成药物毒副反应类型 | 出血,胃肠道反应,过敏,便秘,其他 | 文本 | 结构化＋归一 |
| 14.31 | 免疫药物 | 免疫治疗类型 | 免疫检查点抑制剂,肿瘤疫苗,细胞因子,过继细胞治疗,肿瘤微环境调节剂,其他 | 文本 | 结构化＋归一 |
| 14.32 | 免疫药物 | 免疫治疗药物 | PD－L1:阿替利珠单抗(Atezolizumab),度伐利尤单抗(Durvalumab),舒格利单抗(Sugemalimab),阿得贝利单抗(Adebrelimab),恩沃利单抗(Envafolimab),阿维单抗(Avelumab);PD－1:帕博利珠单抗(Pembrolizumab),纳武利尤单抗(Nivolumab),信迪利单抗(Sintilimab),替雷利珠单抗(Tislelizumab),卡瑞利珠单抗(Camrelizumab),特瑞普利单抗(Toripalimab),派安普利单抗(Penpulimab),西米普利单抗(Cemiplimab),斯鲁利单抗(Serplulimab);CTLA－4:伊匹木单抗(Ipilimumab);PD－1/CTLA－4 双抗:卡度尼利单抗(Cadonilimab);其他新增免疫治疗药物 | 文本 | 映射 |

| 序号 | 子模块 | 数据元 | 值　域 | 数据类型 | 数据加工类型 |
|---|---|---|---|---|---|
| 14.33 | 免疫药物 | 免疫治疗药物治疗目的 | 辅助,新辅助,一线,二线,三线及以上 | 文本 | 结构化＋归一 |
| 14.34 | 免疫药物 | 免疫治疗药物开始时间 | YYYY－MM－DD hh:mm:ss | 日期 | 映射 |
| 14.35 | 免疫药物 | 免疫治疗药物结束时间 | YYYY－MM－DD hh:mm:ss | 日期 | 映射 |
| 14.36 | 免疫药物 | 免疫治疗药物疗效评价 | 完全缓解 CR,部分缓解 PR,疾病稳定 SD,疾病进展 PD | 文本 | 结构化＋归一 |
| 14.37 | 免疫药物 | 是否临床试验用药 | | 文本 | 结构化＋归一 |
| 14.38 | 免疫药物 | 肿瘤疫苗 | 肿瘤细胞疫苗,肿瘤多肽(蛋白)疫苗,DC 疫苗,抗独特型抗体疫苗,DNA 疫苗,其他,不详 | 文本 | 结构化＋归一 |
| 14.39 | 免疫药物 | 细胞因子 | IFN－α,IFN－γ,IL－2,IL－7,IL－12,IL－15,IL－21,其他,不详 | 文本 | 结构化＋归一 |
| 14.40 | 免疫药物 | 过继细胞治疗 | TIL 治疗,TCR 治疗,CAR－T 细胞治疗,其他,不详 | 文本 | 结构化＋归一 |
| 14.41 | 免疫药物 | 免疫检查点抑制剂 | CRLA－4 单克隆抗体,抗 PD－1,PD－L1 单克隆抗体,抗 CTLA－4 单抗,其他,不详 | 文本 | 结构化＋归一 |
| 14.42 | 免疫药物 | 肿瘤微环境调节剂 | 小分子(化疗),佐剂,其他,不详 | 文本 | 结构化＋归一 |
| 14.43 | 其他药物 | 胸腺肽类药物治疗 | 无,有,不详 | 文本 | 结构化＋归一 |
| 14.44 | 其他药物 | 胸腺肽类药物分类 | 胸腺法新,胸腺五肽,胸腺肽 | 文本 | 结构化＋归一 |
| 14.45 | 其他药物 | 激素药物名称 | | 文本 | 映射 |
| 14.46 | 其他药物 | 激素药物开始时间 | YYYY－MM－DD hh:mm:ss | 日期 | 映射 |

肺部肿瘤标准数据集(2023版)

| 序号 | 子模块 | 数据元 | 值　　域 | 数据类型 | 数据加工类型 |
|------|--------|--------|----------|----------|--------------|
| 14.47 | 其他药物 | 激素药物结束时间 | YYYY – MM – DD hh:mm:ss | 日期 | 映射 |
| 14.48 | 其他药物 | 激素药物给药途径 | 口服,静脉,局部使用,其他 | 文本 | 映射 |
| 14.49 | 其他药物 | 抗生素治疗药物名称 | | 文本 | 映射 |
| 14.50 | 其他药物 | 抗生素治疗开始时间 | YYYY – MM – DD hh:mm:ss | 日期 | 映射 |
| 14.51 | 其他药物 | 抗生素治疗结束时间 | YYYY – MM – DD hh:mm:ss | 日期 | 映射 |
| 14.52 | 其他药物 | 抗生素药物给药途径 | 口服,静脉,局部使用,其他 | 文本 | 映射 |

二　肺部肿瘤标准数据集

## 15. 呼吸介入治疗

| 模 块 名 | 内 容 | 参 考 标 准 |
|---|---|---|
| 支气管镜和介入治疗 | 支气管镜治疗、血管介入治疗、经皮肺穿术、经皮消融术、内科胸腔镜介入治疗 | ① 中华人民共和国卫生行业标准 WS/T 500.9－2016 电子病历共享文档规范 第9部分：一般手术记录。② 中华人民共和国卫生行业标准 WS 445.5－2014 电子病历基本数据集 第5部分：一般治疗处置记录。③ 美国卫生信息传输标准（Health Level 7, HL7）。④ 临床试验数据采集标准（CDASHIG v2.2 2021.9.28） |

| 序号 | 子 模 块 | 数 据 元 | 值 域 | 数据类型 | 数据加工类型 |
|---|---|---|---|---|---|
| 15.1 | 支气管镜治疗 | 支气管镜治疗日期 | YYYY－MM－DD | 日期 | 映射 |
| 15.2 | 支气管镜治疗 | 支气管镜治疗部位 | 气管,隆突,左主支气管,左上叶(尖后支、前支、舌支),左下叶(背支、基底干、前内基底支、外基底支、后基底支),右主支气管,右上叶(尖支、后支、前支),右中间支,右中叶(内侧支、外侧支),右下叶(背支、基底干、内基底支、前基底支、外基底支、后基底支) | 文本 | 结构化＋归一 |
| 15.3 | 支气管镜治疗 | 支气管镜治疗 | 高频电圈套,高频电刀(针形、球形),激光,黏膜下注药术,局部注药术,海博刀,球囊扩张,冷冻(冷冻消融、冷冻切除、冷冻取出),氩气刀,光动力,放射粒子植入术,后装放疗,硬质支气管镜,支气管热成形术,热蒸汽肺减容术,肺减容术,其他 | 文本 | 结构化＋归一 |
| 15.4 | 支气管镜治疗 | 支气管封堵方式 | 自体血,硅胶塞子,支架,其他 | 文本 | 结构化＋归一 |
| 15.5 | 支气管镜治疗 | 支架形状 | 直筒,Y型,球型,异型,L型,沙漏型,其他 | 文本 | 结构化＋归一 |

| 序号 | 子模块 | 数据元 | 值　　域 | 数据类型 | 数据加工类型 |
|------|--------|--------|----------|----------|--------------|
| 15.6 | 支气管镜治疗 | 支架规格 | 覆膜镍钛记忆合金支架,镍钛记忆合金裸支架,硅酮支架,西格玛支架,粒子支架,其他 | 文本 | 结构化＋归一 |
| 15.7 | 支气管镜治疗 | 支架直径(cm) | | 数值 | 结构化＋逻辑计算 |
| 15.8 | 支气管镜治疗 | 支架长度(cm) | | 数值 | 结构化＋逻辑计算 |
| 15.9 | 支气管镜治疗 | 支架异型规格 | | 文本 | 结构化 |
| 15.10 | 血管介入治疗 | 手术日期 | YYYY‐MM‐DD | 日期 | 映射 |
| 15.11 | 血管介入治疗 | 血管造影 | DSA,其他 | 文本 | 结构化＋归一 |
| 15.12 | 血管介入治疗 | 术中化疗药物 | | 文本 | 映射 |
| 15.13 | 血管介入治疗 | 术中化疗药物剂量 | | 文本 | 映射 |
| 15.14 | 血管介入治疗 | 栓塞材料 | 碘化油乳剂,明胶海绵,空白微球,载药微球,弹簧圈,其他 | 文本 | 结构化＋归一 |
| 15.15 | 经皮肺穿术 | 手术日期 | YYYY‐MM‐DD | 日期 | 映射 |
| 15.16 | 经皮肺穿术 | 肺穿部位 | 左上叶,左下叶,右上叶,右中叶,右下叶,其他 | 文本 | 结构化＋归一 |
| 15.17 | 经皮肺穿术 | 病灶描述 | 结节,肿块,转移瘤 | 文本 | 结构化＋归一 |
| 15.18 | 经皮肺穿术 | 病灶大小 | | 文本 | 结构化 |
| 15.19 | 经皮肺穿术 | 引导方式 | CT,超声 | 文本 | 结构化＋归一 |
| 15.20 | 经皮消融术 | 手术日期 | YYYY‐MM‐DD | 日期 | 映射 |

二　肺部肿瘤标准数据集

| 序号 | 子模块 | 数据元 | 值域 | 数据类型 | 数据加工类型 |
|---|---|---|---|---|---|
| 15.21 | 经皮消融术 | 消融部位 | 左上叶,左下叶,右上叶,右中叶,右下叶 | 文本 | 结构化＋归一 |
| 15.22 | 经皮消融术 | 病灶描述 | 结节,肿块,转移瘤 | 文本 | 结构化＋归一 |
| 15.23 | 经皮消融术 | 病灶大小 |  | 文本 | 结构化 |
| 15.24 | 经皮消融术 | 引导方式 | CT,超声,三维导向(3D导向),机器人 | 文本 | 结构化＋归一 |
| 15.25 | 经皮消融术 | 消融技术 | 冷冻,微波,激光,射频,放射性粒子,光动力 | 文本 | 结构化＋归一 |
| 15.26 | 经皮消融术 | 冷冻时长(min) |  | 数值 | 结构化＋逻辑计算 |
| 15.27 | 经皮消融术 | 微波能量(w) |  | 数值 | 结构化＋逻辑计算 |
| 15.28 | 经皮消融术 | 激光能量(w) |  | 数值 | 结构化＋逻辑计算 |
| 15.29 | 经皮消融术 | 射频能量(w) |  | 数值 | 结构化＋逻辑计算 |
| 15.30 | 经皮消融术 | 粒子数量(个) |  | 数值 | 结构化＋逻辑计算 |
| 15.31 | 经皮消融术 | 激光波长 |  | 数值 | 结构化＋逻辑计算 |
| 15.32 | 经皮消融术 | 激光照射时间 |  | 数值 | 结构化＋逻辑计算 |
| 15.33 | 内科胸腔镜介入治疗 | 内科胸腔镜治疗 | 喷洒,喷雾,硬化剂,药物,电圈套,电刀(针形、球形),激光,局部注药,海博刀,氩气刀,冷冻,光动力,放射粒子,其他 | 文本 | 结构化＋归一 |

## 16. 放射治疗

| 模 块 名 | 内 容 | 参 考 标 准 |
|---|---|---|
| 放射治疗 | 粒子治疗、放射治疗 | ① 中华人民共和国卫生行业标准　WS/T 500.9－2016 电子病历共享文档规范　第 9 部分：一般手术记录。② 中华人民共和国卫生行业标准　WS 445.5－2014 电子病历基本数据集　第 5 部分：一般治疗处置记录。③ 美国卫生信息传输标准（Health Level 7，HL7） |

| 序号 | 子模块 | 数据元 | 值　域 | 数据类型 | 数据加工类型 |
|---|---|---|---|---|---|
| 16.1 | 粒子治疗 | 手术时间 | YYYY－MM－DD hh:mm:ss | 日期 | 映射 |
| 16.2 | 粒子治疗 | 麻醉方式 | | 文本 | 映射 |
| 16.3 | 粒子治疗 | 影像导入方式 | 腹腔镜，DSA，MRI，CT 引导，B 超引导 | 文本 | 结构化＋归一 |
| 16.4 | 粒子治疗 | 病灶部位 | 左肺门，右肺门，左上叶，左下叶，右上叶，右中叶，右下叶，纵隔，胸膜，其他转移部位（如肝、肾上腺、淋巴结等） | 文本 | 结构化＋归一 |
| 16.5 | 粒子治疗 | 置入粒子个数（个） | | 数值 | 结构化＋逻辑计算 |
| 16.6 | 粒子治疗 | 粒子型号（活度） | | 文本 | 结构化 |
| 16.7 | 放射治疗 | 治疗时间 | YYYY－MM－DD hh:mm:ss | 日期 | 映射 |
| 16.8 | 放射治疗 | 与化疗关系 | 未化疗，同期放化疗治疗 | 文本 | 结构化＋归一 |
| 16.9 | 放射治疗 | 放疗治疗类型 | 术前新辅助放疗，预防性放疗，诱导放疗，根治性放疗，术后辅助放疗，姑息性放疗，免疫治疗 | 文本 | 结构化＋归一 |
| 16.10 | 放射治疗 | 放射剂量（Gy） | | 数值 | 结构化＋逻辑计算 |

| 序号 | 子模块 | 数据元 | 值　域 | 数据类型 | 数据加工类型 |
|------|--------|--------|--------|----------|--------------|
| 16.11 | 放射治疗 | 放射部位 | 肺部原发灶,纵隔淋巴结,锁骨上淋巴结,颈部淋巴结,瘤床区(术后),纵隔区(术后),切端(术后),手术切口(穿刺窦道),骨转移灶,脑转移灶,全脑,皮下结节,肝,肾上腺,胸壁,盆腔淋巴结,食管,其他 | 文本 | 结构化+归一 |
| 16.12 | 放射治疗 | 放射野数(F) | | 数值 | 结构化+归一 |
| 16.13 | 放射治疗 | 放疗方式 | 常规放疗,立体定向 SRT,立体定向外科 SRS,三维适形放疗 3D-CRT,适形调强放疗 IMRT,组织间插值放疗,质子放射治疗,重离子放射治疗,γ-刀,cyber-knife,预防性全脑照射 | 文本 | 结构化+归一 |
| 16.14 | 放射治疗 | 分割方法 | 常规分割,连续超分割,连续加速超分割 | 文本 | 结构化+归一 |
| 16.15 | 放射治疗 | 放疗毒性分级 | 0,1,2,3,4,5 | 文本 | 结构化+归一 |
| 16.16 | 放射治疗 | 疗效评价 | 完全缓解 CR,部分缓解 PR,疾病稳定 SD,疾病进展 PD | 文本 | 结构化+归一 |

**17. 随访信息**

| 模 块 名 | 内　　容 | 参 考 标 准 |
|---|---|---|
| 随访信息 | 随访日期、随访方式、随访次数、随访计划、随访评价、目前治疗状态、死亡日期、死亡地点、主要死亡原因等 | ① 中华人民共和国卫生行业标准　WS/T 500.50-2016 电子病历共享文档规范　第50部分：死亡记录。② 美国卫生信息传输标准（Health Level 7，HL7） |

| 序号 | 子模块 | 数据元 | 值　　域 | 数据类型 | 数据加工类型 |
|---|---|---|---|---|---|
| 17.1 | 随访信息 | 随访日期 | YYYY-MM-DD | 日期 | 映射 |
| 17.2 | 随访信息 | 随访方式 | 医院随访,电话随访,系统随访,网络随访 | 文本 | 映射 |
| 17.3 | 随访信息 | 随访次数（次） | | 数值 | 映射 |
| 17.4 | 随访信息 | 是否计划内随访 | 是,否 | 文本 | 映射 |
| 17.5 | 随访信息 | 距离术后几个月（手术患者填写） | | 数值 | 逻辑计算 |
| 17.6 | 随访信息 | 随访评价 | 稳定,复发,死亡不详 | 文本 | 映射 |
| 17.7 | 随访信息 | 目前治疗状态 | 随访中（已停药）,化疗,放疗,手术,靶向药物治疗,免疫治疗,其他,不详 | 文本 | 映射 |
| 17.8 | 死亡信息 | 死亡日期 | YYYY-MM-DD | 日期 | 映射 |
| 17.9 | 死亡信息 | 是否发生在手术后30天内 | 是,否 | 文本 | 逻辑计算 |
| 17.10 | 死亡信息 | 死亡地点 | ICU 或 RICU,本院病房,其他,不详 | 文本 | 结构化＋归一 |
| 17.11 | 死亡信息 | 主要死亡原因 | 肺癌导致,非肺癌导致,不详 | 文本 | 结构化＋归一 |

# 主要参考文献

［1］ National Comprehensive Cancer Network. Non-small cell lung cancer. Version2. 2023［EB/OL］. （2023 - 2 - 17）［2022 - 12 - 28］. https://www. nccn. org/guidelines/guidelines-detail? category＝1&id＝1450.

［2］ National Comprehensive Cancer Network. Small cell lung cancer. Version3. 2023［EB/OL］. （2023 - 3 - 16）［2022 - 12 - 28］. https://www. nccn. org/guidelines/guidelines-detail? category＝1&id＝1462.

［3］ 中国临床肿瘤学会指南工作委员会. 中国临床肿瘤学会（CSCO）小细胞肺癌诊疗指南 2022［M］. 北京：人民卫生出版社，2022.

［4］ 中国临床肿瘤学会指南工作委员会. 中国临床肿瘤学会（CSCO）非小细胞肺癌诊疗指南 2022［M］. 北京：人民卫生出版社，2022.

［5］ 中华人民共和国国家卫生和计划生育委员会. 中华人民共和国卫生行业标准 WS 445. 10 - 2014 电子病历基本数据集［S］. 北京：中国标准出版社，2014.

［6］ Fabrice Barlesi MD PhD, Eric Vallières MD FRCSC. Comments on the 8th Edition of the TNM Classification of Lung Cancer［N/OL］. IASLC LUNG CANCER NEWS, 2017 - 08 - 01［2022 - 12 - 28］. https://www. ilcn. org/comments-on-the-8th-edition-of-the-tnm-classification-of-lung-cancery.

［7］ WHO Classification of Tumours Editorial Board. WHO classification of tumours：Thoracic Tumours［M］. Lyon：IARC Press, 2021.

［8］ 佚名. 体能状态 ECOG 评分法［J］. 中华普通外科学文献：电子版，2012，6：64.

［9］ Eisenhauer E A，Therasse P，Bogaerts J，et al. New response evaluation criteria in solid tumours：revised RECIST guideline （Verion1. 1）［J］. Eur J Cancer, 2009，45（2）：228 - 247.

［10］ Seymour L，Bogaerts J，Perrone A，et al. iRECIST：guidelines for response criteria for use in trials testing immunotherapeutics［J］. Lancet Oncology, 2017，18（3）：e143 - e152.

［11］ 葛均波，徐永健，王辰. 内科学［M］. 第九版. 北京：人民卫生出版社，2018.

［12］ World Health Organization. International classification of diseases，tenth revision（ICD - 10）［EB/OL］.（2021 - 9 - 28）［2022 - 12 - 28］. https：//www. cdc. gov/nchs/icd/icd10. htm.

［13］ Clinical Data Interchange Standards Consortium. Clinical Data Acquisition Standards Harmonization Implementation Guide for Hur an Clinical Trials. Version 2. 2［EB/OL］.（2023 - 2 - 17）［2022 - 12 - 28］. https：//www. cdisc. org/standards/foundational/cdash/cdasl ig-v2-2.

［14］ Health Level Seven International. Introduction to HL7 Standards［EB/OL］.（2018 - 01 - 05）［2022 - 12 - 28］. http：//www. hl7. org/implement/standards/index. cfm? ref＝nav.

主
要
参
考
文
献